AF502502

SUR QUELQUES PHÉNOMÈNES

DE

L'HYPNOSE

PAR

M. le Dr CROCQ Fils

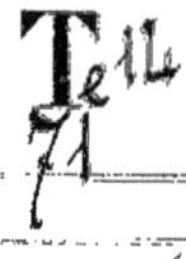

SUR QUELQUES PHÉNOMÈNES

DE

L'HYPNOSE

PAR

M. le Dr CROCQ Fils

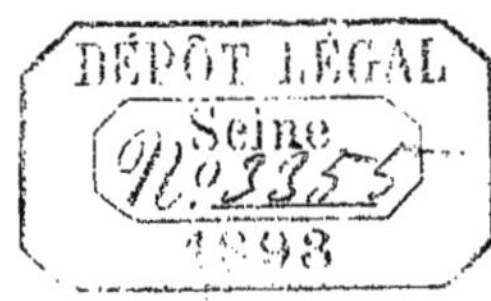

SUR QUELQUES PHÉNOMÈNES DE L'HYPNOSE

PAR

M. le Dr CROCQ FILS, de Bruxelles.

I. — Les phases du sommeil hypnotique.

L'expérimentation clinique présente en hypnologie de sérieuses difficultés; si l'on soumet un grand nombre de sujets au sommeil hypnotique, on constate, non seulement une énorme différence dans la facilité avec laquelle on les endort, mais encore, lorsqu'ils sont endormis, ils présentent des phénomènes différents. Cette grande variabilité de formes du sommeil hypnotique a été le point de départ des deux grandes théories émises à Paris par Charcot et à Nancy par Bernheim. Charcot, frappé de la variabilité des phénomènes hypnotiques, s'est efforcé d'établir des points de repères fixes permettant d'étudier plus facilement ces symptômes si complexes; il a établi trois états hypnotiques fondamentaux: l'état léthargique, l'état cataleptique et l'état somnambulique.

L'*état léthargique* est caractérisé par la résolution musculaire, l'analgésie de la peau et des muqueuses, l'exagération des réflexes tendineux et l'hyperexcitabilité neuro-musculaire; les sujets en léthargie paraissent endormis, ils ne peuvent d'aucune façon communiquer avec le monde extérieur, leurs membres soulevés retombent inertes. Les paupières sont fermées et agitées d'un frémissement continuel, les globes oculaires sont fortement dirigés en haut.

L'hyperexcitabilité neuro-musculaire se traduit nettement; si l'on exerce une pression modérée sur un muscle, il se contracte et reste dans cet état tant que dure l'excitation.

L'*état cataleptique* se reconnaît à la fixité du regard, l'immobilité des membres, la conservation des attitudes, la possibilité de provoquer des impressions automatiques et des hallucinations. Le caractère principal réside dans la conservation des attitudes, sans fatigue, quoique les membres ne soient pas raides. L'hyperexcitabilité musculaire n'existe pas, la sensibilité est généralement absente. Le sujet ne comprend pas ce qu'on lui dit, mais il entend, puisque, quelquefois, il répète les mots que l'on prononce; de plus, si l'on fait devant lui des mouvements rythmés, il les imite. Souvent, le sens musculaire est à ce point développé qu'il suffit de placer le sujet à genoux, les mains croisées, pour que son visage prenne une expression extatique.

L'*état somnambulique* se caractérise par l'analgésie cutanée, l'hyperexcitabilité de certains sens et la suggestibilité des sujets : l'individu en état de somnambulisme paraît endormi, il répond aux questions qu'on lui pose et exécute aveuglément les ordres qu'on lui suggère.

Chacun de ces états peut exister *primitivement* ou *secondairement*, suivant qu'il se développe par un des procédés hypnogènes ou qu'il provient de la transformation d'un autre état.

Voilà, en résumé, la doctrine de Charcot, qui est basée sur l'expérimentation chez les hystéro-épileptiques.

L'École de Nancy envisage tout autrement les phénomènes hypnotiques. « Si nous n'avons pas pris, dit Bernheim (1), comme point de départ de nos recherches, les trois phases de l'hypnotisme hystérique, telles que Charcot les décrit, c'est que nous n'avons pas pu par nos observations en confirmer l'existence. Voici ce que nous observons constamment à Nancy : Quand un sujet, hystérique ou non, est hypnotisé par n'importe quel procédé, fixation d'un objet brillant, des doigts où des yeux de l'opérateur, passes, suggestion vocale, occlusion des paupières, il arrive un moment où les yeux restent clos, souvent mais non toujours, renversés sous les paupières supérieures; quelquefois les paupières sont agitées de mouvements fibrillaires; mais ce n'est pas constant. Nous ne constatons alors ni hyperexcitabilité neuro-musculaire, ni exagération des réflexes tendineux. Est-ce la léthargie? dans cet état comme dans tous les états hypnotiques, et j'insiste sur ce fait, l'hypnotisé entend l'opérateur, il a l'attention et l'oreille fixés sur lui. Souvent il répond aux questions, il répond presque toujours si on insiste et si on lui dit qu'il peut parler... Le sujet dans cet état est apte à manifester les phénomènes de catalepsie ou de somnambulisme, sans qu'on soit obligé de le soumettre à aucune manipulation, pourvu qu'il soit à un degré suffisant d'hypnotisation.

(1) Bernheim : *De la suggestion*, page 124, Paris 1888.

« Pour mettre un membre en catalepsie, il n'est pas nécessaire d'ouvrir les yeux du sujet, ni de le soumettre à une vive lumière ou à un bruit violent, comme cela se fait à la Salpêtrière; il suffit de lever ce membre, de le laisser quelque temps en l'air, au besoin d'affirmer que le membre ne peut plus être abaissé; il reste en catalepsie suggestive. L'hypnotisé, dont la volonté ou le pouvoir de résistance est affaibli, conserve passivement l'attitude imprimée.....

« Nous n'avons constaté que des degrés variables de suggestibilité chez les hypnotisés : les uns n'ont que de l'occlusion des yeux avec ou sans engourdissements; d'autres ont, en outre de la résolution des membres avec inertie ou inaptitude à faire des mouvements spontanés; d'autres gardent les attitudes imprimées (catalepsie suggestive). Enfin la contracture suggestive, l'obéissance automatique, l'anesthésie, les hallucinations provoquées marquent le développement progressif de cette suggestibilité. Un sujet environ sur six ou sept de ceux qu'on hypnotise arrive au degré le plus élevé, au somnambulisme avec anémie au réveil, et, quand il n'y arrive pas d'emblée par le seul fait de l'hypnotisation, aucune des manœuvres que nous avons essayées n'a pu le développer; la suggestion seule continuée a pu le produire.....

« Jamais je n'ai pu réaliser les trois phases de la Salpêtrière, et ce n'est pas faute d'avoir cherché. J'ajoute qu'à Paris même j'ai vu dans trois hôpitaux des sujets hypnotisés devant moi; ils se comportaient tous comme nos sujets..... Une seule fois j'ai vu un sujet qui réalisait à la perfection les trois périodes : léthargique, cataleptique, somnambulique. C'était une jeune fille qui avait passé trois ans à la Salpêtrière, et l'impression que j'en ai conservée, pourquoi ne pas le dire? c'est que, soumise par des manipulations à une culture spéciale, imitant par suggestion inconsciente les phénomènes qu'elle voyait se produire chez les autres somnambules de la même École, dressée par imitation à réaliser des phénomènes réflexes dans un certain ordre typique, ce n'était plus une hypnotisée naturelle, c'était un produit de culture faussé, c'était bien une névrose hypnotique suggestive. »

Se basant sur ces idées, Bernheim divise les états hypnotiques en neuf degrés : Dans le premier degré, le sujet dit n'avoir pas dormi et en effet, il a toutes les apparences de l'état de veille; cependant il est suggestionnable, on peut ainsi faire disparaître certaines douleurs; il peut ouvrir les yeux spontanément.

Dans le deuxième degré, l'apparence est la même, mais le sujet ne peut ouvrir les yeux spontanément; dans le troisième degré, les yeux sont ouverts ou fermés, le sujet est susceptible de catalepsie suggestive, mais, si on le défie de changer de position, il fait un effort de volonté et change l'attitude; le quatrième degré est caractérisé par l'impossibilité de changer l'attitude provoquée. Dans le cinquième degré, le sujet peut être contracturé par suggestion : on le défie de fléchir son avant-bras, il ne peut le faire. Le sixième degré est caractérisé par une obéissance automatique plus ou moins grande.

Dans ces six premiers degrés, il n'y a pas amnésie au réveil, le malade se souvient de ce qu'on lui a dit; dans les trois derniers degrés, au contraire, le souvenir est effacé au réveil. Dans le septième degré, il y a amnésie au réveil, mais absence d'hallucinabilité; dans le huitième degré, il y a hallucinabilité pendant le sommeil, mais on ne peut suggérer des hallucinations pour le réveil; enfin dans le neuvième degré, il y a possibilité de réaliser des hallucinations hypnotiques et post-hypnotiques.

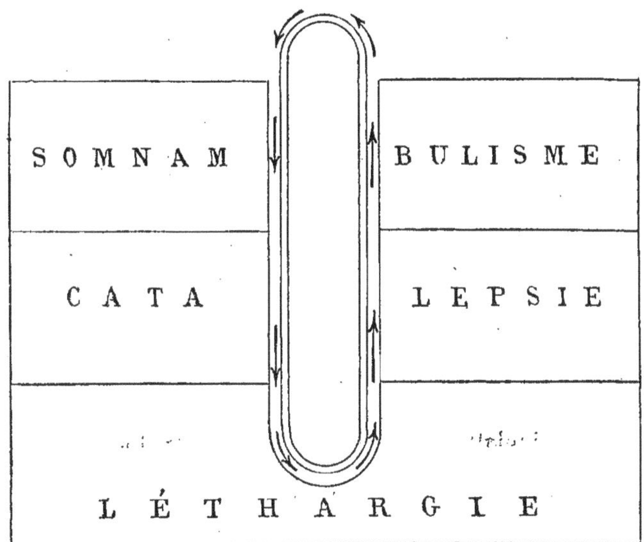

Fig. 1. — Schéma représentant les trois états du sommeil hypnotique. (D'après Luys.)

Résumons, en quelques mots, les grandes lignes qui différencient les Écoles hypnotiques de Paris et de Nancy. Pour la première, trois états caractéristiques se produisent : le somnambulisme, la catalepsie et la léthargie; pour la seconde, ces états ne sont que des phénomènes artificiels, la catalepsie ne se produit pas d'emblée, elle résulte d'une suggestion; enfin toujours le sujet est suggestionnable, il entend son magnétiseur. Certains adeptes de l'École de Charcot ont modifié ces idées premières. Tandis que cet auteur considère les trois états hypnotiques comme pouvant se développer primitivement, d'emblée, par les moyens hypnogènes, Luys (1) pense qu'ils se succèdent toujours dans le même ordre : somnambulisme, catalepsie, léthargie; la léthargie serait ainsi l'état le plus profond de l'hypnotisme. Certains sujets « brûlent les états somnambuliques et cataleptiques », comme dit Luys, c'est-à-dire qu'ils tombent tellement rapidement dans l'état léthargique, qu'on ne peut pour ainsi dire pas apercevoir les deux autres états par lesquels ils ont passé.

Nous avons entendu Luys développer ces idées dans ses leçons cliniques à la Charité : il y montrait deux beaux sujets qui tombaient au commandement en état léthargique; on pouvait facilement les faire revenir aux états précédents par certaines manœuvres. Voir ci-dessus la figure schématique très intéressante que M. Luys a fait faire à ce sujet.

Richet (2) a appelé l'attention sur un état qu'il appelle cataleptoïde et qu'il ne faut pas confondre avec la catalepsie véritable : « A côté des cas que l'on pourrait appeler des cas types et réguliers, dans lesquels tous les symptômes offrent le caractère de précision sur lesquels nous venons d'insister, il en est d'autres moins parfaits, dans lesquels le sommeil hypnotique n'est plus susceptible d'être divisé en deux périodes distinctes : état léthargique avec hyperexcitabilité neuro-musculaire et état cataleptique. C'est une sorte d'état mixte qui paraît tenir des deux à la fois, et qui compte au nombre de ces manifestations les symptômes cataleptoïdes dont il est question ».

Dans cet état cataleptoïde, il n'y a généralement pas hyperexcitabilité neuro-musculaire, les paupières sont ouvertes ou fermées et les yeux ne se laissent pas ouvrir facilement, la pupille fuit la lumière en se cachant, soit sous la paupière supérieure, soit sous la paupière inférieure; lorsqu'on arrive à les ouvrir, la convulsion des globes oculaires empêche toute fixité du regard. Pour que l'attitude persiste, il faut souvent maintenir le membre pendant quelque temps, et lorsqu'on le lâche, il retombe bientôt de lui-même.

Pitres (3) a également apporté d'importantes modifications au croquis hypnologique dressé par Charcot : il étudie un grand nombre d'états hypnotiques mixtes et frustes, tels qu'on les rencontre habituellement : « Les trois grands stades de l'hypnotisme, dit-il, la léthargie avec hyperexcitabilité neuro-musculaire, la catalepsie avec plasticité des membres et automatisme spinal, le somnambulisme avec excitabilité cutano-musculaire et automatisme cérébral, correspondent à des types bien

(1) Luys : *Leçons orales à la Charité*, 1892.

(2) Richet : *Étude clinique sur la grande hystérie*, Paris 1885.

(3) Pitres : *Leçons cliniques sur l'hystérie et l'hypnotisme.*

tranchés qui se trouvent rarement réalisés dans la nature à l'état de pureté parfaite.

« On les rencontre de loin en loin chez quelques sujets, mais ils ne font pas partie de la clinique courante. Je n'ai pu en trouver un seul exemple parmi les malades qui sont en ce moment dans le service, et c'est pour cela que, contrairement à mes habitudes. je n'ai fait, dans la dernière leçon, aucune démonstration objective.

« En revanche, on observe très souvent, chez les hystériques, des états hypnotiques mixtes et frustes ressemblant par quelques-uns de leurs symptômes aux états typiques décrits par Charcot, mais en différant par des particularités importantes. Il y a un sérieux intérêt à les connaître et à les classer. »

Leurs principales variétés sont indiquées dans le tableau ci-après :

Variétés des états hystéro-hypnotiques.

ÉTATS TYPIQUES	ÉTATS MIXTES OU FRUSTES
1° État léthargique......	a. État léthargoïde les yeux ouverts. b. État léthargoïde les yeux fermés. c. Léthargie lucide.
2° État cataleptique......	a. État cataleptoïde les yeux ouverts. b. État cataleptoïde les yeux fermés. c. État cataleptoïde avec hyperexcitabilité musculaire. d. État d'extase.
3° État somnambulique..	a. État de fascination. b. État de charme. c. État paraphronique. d. É at onéirique. e. État de veille somnambulique.
4° États frustes.	

Dans l'état léthargoïde, il n'y a pas, comme dans la grande léthargie, hyperexcitabilité neuro-musculaire; de plus, la malade a l'air de ne pas entendre, mais si on lui suggère un acte à exécuter après le réveil, il l'exécute, la surdité n'était donc qu'apparente; cet état léthargoïde peut exister les yeux fermés et les yeux ouverts, d'où deux formes distinctes. L'état léthargoïde lucide est caractérisé par une stupeur générale avec conservation de la conscience et souvenir au réveil.

Les états cataleptoïdes diffèrent de la catalepsie véritable en ce que les sujets répondent aux questions, ils obéissent aux ordres qu'on leur donne; malgré cela, les membres conservent les attitudes. Cet état cataleptoïde peut se produire les yeux ouverts où les yeux fermés, d'où les deux premières variétés mentionnées dans le tableau de Pitres.

La troisième ne diffère des deux précédentes que par la présence de l'hyperexcitabilité musculaire au lieu de l'hyperexcitabilité neuro-musculaire, c'est-à-dire que la pression des muscles provoque seule des contractions, la pression des nerfs ne produisant rien. Enfin l'état d'extase, que l'auteur considère encore comme appartenant à la catalepsie, se produit facilement en faisant de la musique devant les sujets en état cataleptique.

Les états hypnotiques dérivés du somnambulisme sont plus nombreux encore que ceux qui appartiennent aux deux états précédents. Dans l'état de fascination, le sujet imite servilement et automatiquement tous les gestes de l'hypnotiseur ; l'état paraphronique est caractérisé par une sorte de délire accompagné de mouvements d'attitudes, de paroles en rapport avec les corruptions délirantes du sujet ; l'état onéirique diffère du précédent parce que le délire est purement et simplement un délire de paroles ; enfin l'état de veille somnambulique est celui dans lequel les sujets, paraissant éveillés, accomplissent les suggestions qu'on leur donne.

Les états frustes de l'hypnotisme diffèrent à peine de l'état normal, le sujet est engourdi, somnolant mais non complètement endormi.

Le grand mérite des travaux de Pitres est d'avoir montré que les phénomènes hypnotiques, loin de présenter une constance absolue, sont, au contraire, fort variables. Les formes dérivées qu'il indique peuvent servir de point de repère, mais on ne peut, avec son tableau des états hypnotiques, caractériser tous les états qui peuvent se présenter : c'est qu'en effet, tous les symptômes principaux indiqués par Charcot peuvent se combiner de toutes les manières imaginables, et créer ainsi une multitude d'états hypnotiques nouveaux.

Que devons-nous penser en présence des deux grandes doctrines si différentes de Charcot et de Bernheim ? laquelle allons-nous admettre ?

Un simple raisonnement ne peut résoudre cette question, l'expérimentation clinique seule est capable de nous éclairer, nous allons, par conséquent, décrire les phénomènes qu'ont présenté quelques-uns des sujets que nous avons hypnotisés. Afin de nous mettre à l'abri de toute cause d'erreur, nous avons hypnotisé des sujets différents, les uns manifestement hystériques, les autres presque normaux, c'est-à-dire se trouvant dans les nombreux états transitoires qui existent entre cette névrose et l'état normal.

Observation I. — Jeanne U... possède encore son père et sa mère, l'un est âgé de quarante-neuf ans, l'autre de quarante-trois ans ; le premier est ivrogne et joueur, la seconde est dyspeptique. La malade a une sœur qui est assez maladive ; elle-même a vingt-trois ans, elle est anémique et se plaint de névralgies et de migraines durant souvent plusieurs jours, elle a également l'estomac capricieux.

La sensibilité est normale, le goût et l'odorat sont également accentués des deux côtés, l'ouïe est plus délicate à droite qu'à gauche : le tic-tac d'une montre cesse d'être entendu à trente centimètres à gauche, à droite il est encore perçu à quatre-vingt-dix centimètres. L'œil droit voit mieux que le gauche, ce qui correspond à l'état des champs visuels

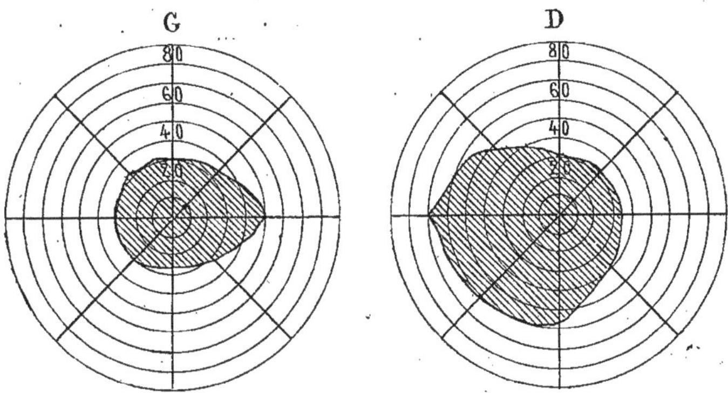

Fig. 2. — Champs visuels de Jeanne U...

Un jour qu'elle se plaignait de la persistance de sa migraine, je tentai de l'hypnotiser : la fixation d'un objet brillant ne réussit pas, mais les passes parvinrent, au bout de trois à quatre minutes, à mettre la malade dans un état d'engourdissement manifeste : les yeux étaient ouverts à demi, la respiration forte, mais on voyait parfaitement que le sommeil hypnotique n'était pas complet. Aussi, pour éviter le retour à l'état de veille, je lui suggérai, en continuant les passes, que la douleur avait disparu. Je ne pus obtenir un sommeil plus profond, et, lorsque je cessai les manœuvres, Jeanne U... se réveilla bientôt. Sa migraine avait disparu, elle avait donc bien été en état de suggestibilité sans pour cela avoir présenté de véritable somnambulisme. En renouvelant l'hypnotisation, je n'ai jamais pu obtenir d'autre phénomène.

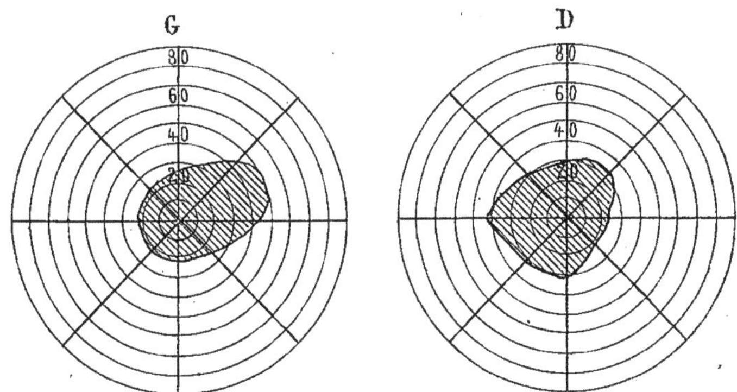

Fig. 3. — Champs visuels de Jean S...

Observation II. — Jean S..., âgé de vingt-et-un ans, exerçant la profession de boulanger, est entré à l'hôpital de Molenbeck le 27 février 1893. Il occupait le lit 2 de la salle 3.

Son père est mort à trente-deux ans, de tuberculose pulmonaire, sa mère est morte à trente-quatre ans du croup, un frère est mort en bas âge, il a encore deux frères et une sœur, tous trois bien portants.

Jean S... est atteint de gastralgie ; il ne boit pas d'alcool.

La sensibilité est normale, son goût, son ouïe et son odorat sont également bien développés des deux côtés ; ses champs visuels sont notablement rétrécis.

La motilité et le sens musculaire sont intacts.

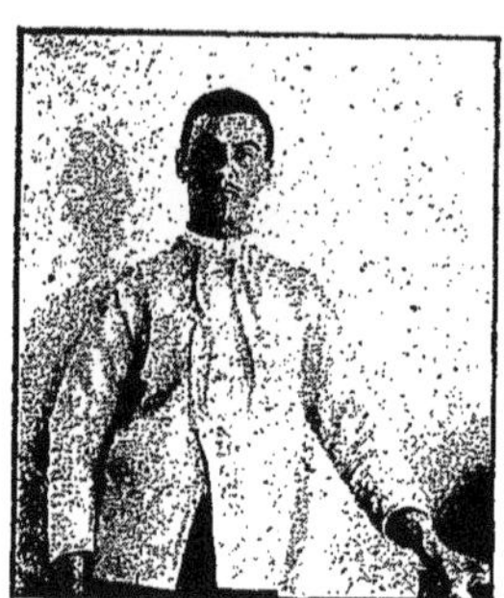

Fig. 4. — Jean S... à l'état de veille.

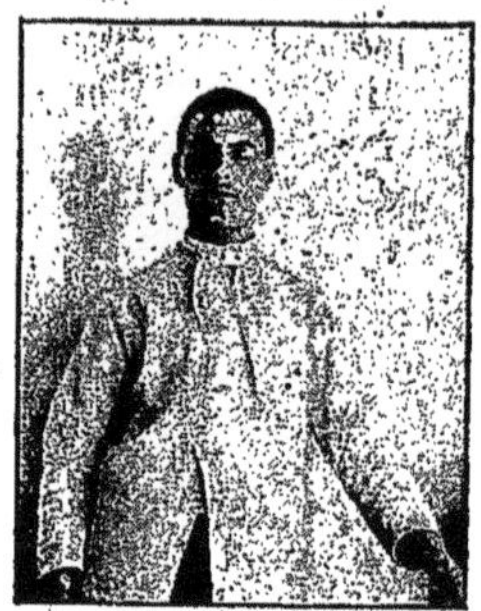

Fig. 5. — Jean S... en état somnambuloïde, 2e degré.

Par la fixation d'un objet brillant, les paupières de Jean S... s'agitent et se ferment au bout de cinq minutes, des passes achèvent l'hypnotisation : il entend ce qu'on lui dit, il obéit aux ordres qu'on lui donne ; mais si on le défie d'ouvrir les yeux, il les ouvre et se réveille ; la sensibilité est conservée pendant le sommeil.

Observation III. — Mme M.., âgée de cinquante ans, est atteinte d'une dyspepsie nerveuse ; ses parents sont morts vers quarante ans de cause inconnue, deux de ses frères et sœurs ont succombé, l'un à vingt-cinq ans de fièvre typhoïde, l'autre à trente ans d'une pneumonie ; il lui reste actuellement deux frères qui sont bien portants.

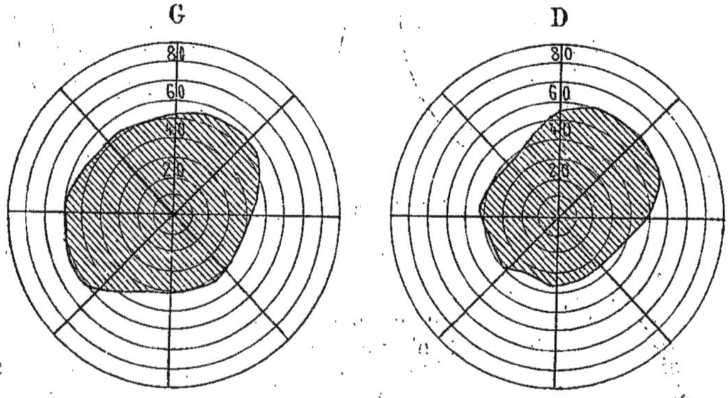

Fig. 6. — Champs visuels de Mme M...

Mme M... s'est toujours bien portée avant que son estomac ne se soit entrepris. Elle est très nerveuse et très colérique. Comme elle souffrait continuellement de gastralgie, je lui ai proposé l'hypnotisation. La sensibilité existait des deux côtés du corps, mais elle était beaucoup plus accusée à droite qu'à gauche ; le goût, l'odorat, l'ouïe et la vue étaient également plus délicats de ce côté et le champ visuel était moins rétréci à droite qu'à gauche.

La motilité, le sens musculaire, les réflexes étaient normaux. Le sommeil hypnotique ne se manifesta pas rapidement : il fallut user des différents moyens hypnogènes pour parvenir, au bout de trois quart d'heure, à provoquer un léger sommeil somnambulique ; les paupières se fermèrent insensiblement, la sensibilité restant intacte, la malade entendait les questions et y répondait parfaitement mais elle n'exécutait pas les ordres qu'on lui donnait. Lorsque l'on défiait Mme M... d'ouvrir les yeux elle entr'ouvrait les paupières et se réveillait ; jamais on obtint un sommeil plus profond.

Observation IV. — Anna M..., âgée de vingt-quatre ans, est entrée en septembre 1890 à l'hôpital Saint-Pierre, dans le service du professeur Rommelaere; elle occupe actuellement le lit 10 de la salle 37.

Ses parents sont vivants, son père est bien portant, sa mère a une tumeur dans le ventre, deux de ses frères et sœurs sont morts en bas âge, quatre frères sont bien portants.

Anna M... est atteinte d'un tremblement hystérique très accentué ; à son entrée à l'hôpital elle pesait 116 kilogrammes; pendant le début de son séjour, elle a considérablement maigri et son poids est descendu à 96 kilogrammes ; actuellement elle a de nouveau augmenté de poids, de telle sorte qu'elle a atteint 124 kilogrammes.

La malade n'a jamais eu d'attaque de nerfs; la sensibilité existe des deux côtés, mais elle est moins délicate à droite qu'à gauche ; le goût, l'ouïe et l'odorat sont sensiblement égaux des deux côtés, l'œil droit voit mieux que le gauche et les champs visuels sont rétrécis.

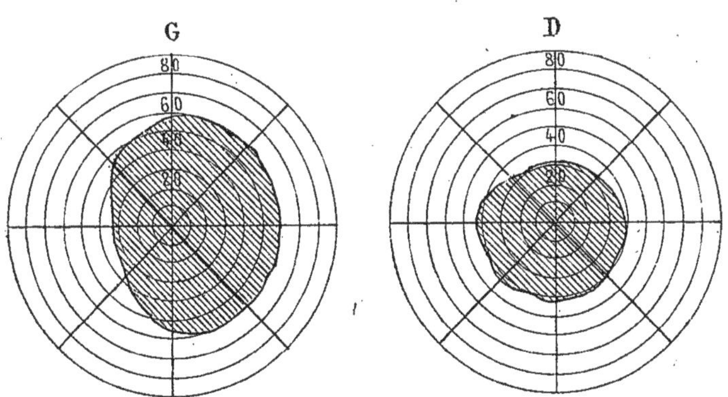

Fig. 7. — Champs visuels d'Anna M... (Pris par Coppez fils.)

La motilité, le sens musculaire et les réflexes sont normaux. Par la fixation d'un objet brillant ou par de simples passes, Anna s'endort très facilement : ses paupières se ferment, elles sont animées d'un frémissement semblable à celui de la léthargie ; cependant la malade n'est pas profondément endormie, elle entend, elle obéit aux ordres mais sa sensibilité cutanée persiste, son tremblement cesse presque complètement et si on la défie d'ouvrir les yeux, elle fait de vains efforts. On ne peut obtenir le somnambulisme les yeux ouverts ; aucun autre état ne se manifeste, même en répétant fréquemment l'hypnotisation.

Observation V. — Célestine B..., âgée de seize ans, se trouvait, en avril 1893, à l'hôpital Saint-Pierre, dans le service du professeur Rommelaere, salle 36, lit 2.

Les parents sont bien portants, elle a une sœur également bien portante, elle-même a toujours souffert de maux d'yeux ; actuellement elle est malade depuis cinq semaines. A la suite d'une grande frayeur, elle se vit atteinte de mouvements désordonnés dont le caractère est nettement chorériforme ; elle n'a jamais eu d'attaques de nerfs.

La sensibilité est normale, ses organes des sens sont également développés des deux côtés du corps, la motilité et le sens musculaire sont intacts, ses champs visuels sont rétrécis.

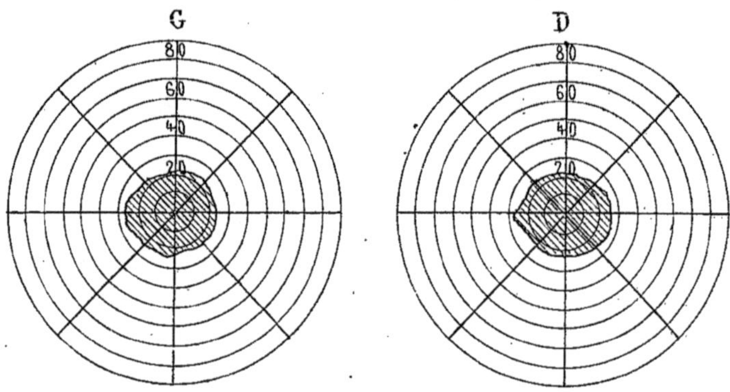

Fig. 8. — Champs visuels de Célestine B...

Sous l'influence de quelques passes, Célestine ferme les yeux au bout de quelques secondes : dans cet état, elle entend et obéit, sa sensibilité est normale et si on la défie d'ouvrir ses yeux, elle fait d'inutiles efforts ; malgré cela la malade était suggestionnable.

Observation VI. — Eudoxie M..., âgée de vingt-quatre ans, exerçant la profession de tailleuse est entrée à l'hôpital de Molenbeck en février 1893, elle occupait le lit 3 de la salle 8.

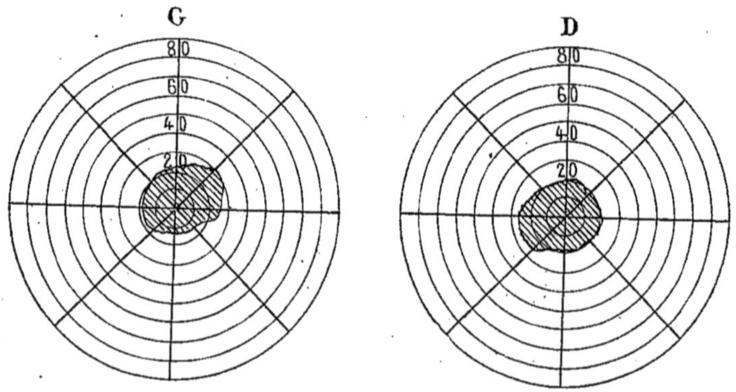

Fig. 9. — Champs visuels d'Eudoxie M...

Son père est mort à cinquante-deux ans de la fièvre typhoïde, sa mère est bien portante ; deux frère et sœur sont morts en bas âge ; deux vivent encore, l'un est bien portant, l'autre est hystérique. Elle-même a eu la fièvre typhoïde ;

en ce moment; elle est à l'hôpital pour myocardite avec tarhycardie et rythme couplé du cœur.

Elle n'a jamais eu d'attaque de nerfs ; sa sensibilité est normale et ses champs visuels sont rétrécis ; le goût, l'ouïe, l'odorat sont sensiblement égaux des deux côtés.

La motilité est intacte, le sens musculaire conservé, les réflexes sont normaux ; l'intelligence est vive. La malade est endormie au bout de quatre minutes par la fixation d'un objet brillant, l'hypnotisation est complétée par des passes ; l'état dans lequel elle se trouve se rapproche du somnambulisme : les yeux sont fermés, les paupières agitées d'un léger frémissement, les membres sont flasques et ne conservent pas les attitudes, la sensibilité est intacte. Eudoxie entend parfaitement et répond de même, elle est suggestionnable mais on ne peut lui faire avoir des hallucinations; ainsi, nous lui disons : « Voyez ce beau petit singe qui est devant vous », la malade rit et déclare ne rien voir ; cependant quand nous lui défions d'ouvrir les yeux, elle fait de vains efforts. Si nous lui ordonnons un acte elle l'accomplit, à moins qu'il n'ait une importance morale; ainsi, elle refuse d'aller voler une bague à une de ses voisines.

En soulevant les paupières d'Eudoxie, on transforme son état somnambuloïde les yeux fermés, en état somnambuloïde les yeux ouverts ; elle a les apparences de la veille et cependant elle obéit automatiquement et son regard n'a pas l'expression ordinaire.

Nous n'avons pu par aucun procédé produire un sommeil plus profond; après son réveil Eudoxie ne se souvient de rien.

Observation VII. — Julie M..., âgée de vingt-trois ans, exerçant la profession de servante, entre à l'hôpital de Molenbeck en février 1893. Elle occupe le lit 1 de la salle 9.

Son père est bien portant; il a cinquante-trois ans. Sa mère est morte à trente-deux ans de tuberculose pulmonaire. Un frère est mort du choléra. Un frère et une sœur sont bien portants. Enfin, une autre sœur a des attaques de nerfs.

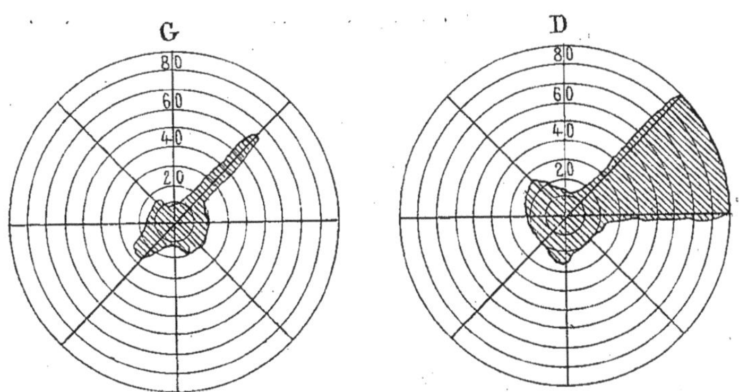

Fig. 10. — Champs visuels de Julie M...
(Pris par M. Mahillon, specialiste à l'hôpital de Molenbeck.)

Julie M... n'a jamais eu d'attaque, mais elle est atteinte depuis un an de tuberculose. Sa sensibilité est normale; l'ouïe est beaucoup plus prononcée à droite : tandis qu'à 75 centimètres de l'oreille droite le tic-tac d'une montre est encore perçu, à gauche elle ne l'entend plus à 5 centimètres ; le goût et l'odorat sont aussi moins délicats à gauche. Les champs visuels sont rétrécis.

Cette malade s'endort facilement par la fixation d'un objet brillant; ses yeux se ferment et ses muscles sont en résolution; elle présente un état absolument semblable à celui de la malade précédente : état somnambuloïde avec conservation de la sensibilité et suggestibilité. Si l'on défie Julie d'ouvrir ses yeux, elle fait des efforts sans y parvenir. En soulevant les paupières, on détermine l'état somnambuloïde les yeux ouverts que nous a présenté la malade de l'observation VI. Il a été impossible d'obtenir un état de sommeil plus profond.

Observation VIII. — Mme B... est âgée de cinquante ans. Son père est mort à quarante-sept ans de tuberculose pulmonaire. Sa mère est bien portante. Elle a une sœur vivante qui a été atteinte de tuberculose pulmonaire. Elle-même a été chlorotique à vingt ans, puis tuberculeuse.

Comme Mme B... se plaignait de maux de tête persistants, je lui proposai de l'hypnotiser, ce qu'elle accepta, du reste. Cette dame est très nerveuse, mais elle n'a jamais eu d'attaque. Sa sensibilité est normale; l'ouïe, le goût, l'odorat et la vue semblent égaux des deux côtés. Ses champs visuels sont notablement rétrécis.

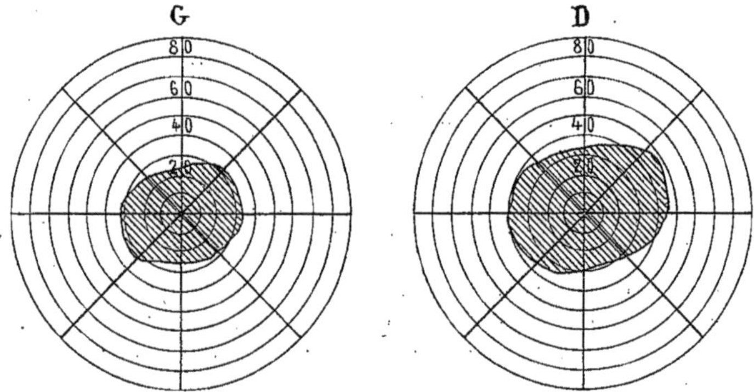

Fig. 11. — Champs visuels de Mme B...

Par la fixation d'un objet brillant, la respiration devint fort difficile; enfin les paupières se fermèrent et la malade s'endormit. La sensibilité était complètement absente; la personne obéissait aux ordres et répondait aux questions, les membres soulevés retombaient inertes, tous phénomènes qui appartiennent au somnambulisme véritable. L'élévation des paupières transformait l'état somnambulique les yeux fermés en état somnambulique les yeux ouverts, tous les autres phénomènes restant semblables. Le seul fait remarquable est que Mme B... respirait avec beaucoup de peine, ouvrant la bouche à chaque inspiration et disant continuellement : « J'étouffe ». Par la suggestion, le calme revint bientôt. Jamais nous n'avons pu déterminer d'autre état que ces deux variétés de somnambulisme.

Observation IX. — Marie P..., âgée de vingt-cinq ans, exerçant la profession de tailleuse, occupait, en mars 1893, le lit 2 de la salle 9, à l'hôpital de Molenbeck.

Son père est mort d'ivrognerie à trente-cinq ans. Sa mère est bien portante. Une sœur est morte en bas âge. Un frère est buveur. Marie P... n'a jamais été sérieusement malade; à la suite d'une colère, elle a eu une violente attaque de nerfs, puis de la gastralgie. Elle est entrée à l'hôpital pour ses douleurs d'estomac.

La sensibilité est égale des deux côtés. Le contact, le chatouillement, le pincement, la piqûre, la température sont également bien perçus; le goût et l'odorat paraissent normaux. L'oreille droite perçoit le tic-tac d'une montre jusqu'à 60 centimètres; la gauche seulement jusqu'à 45 centimètres. L'œil droit voit mieux que le gauche. Les champs visuels sont rétrécis.

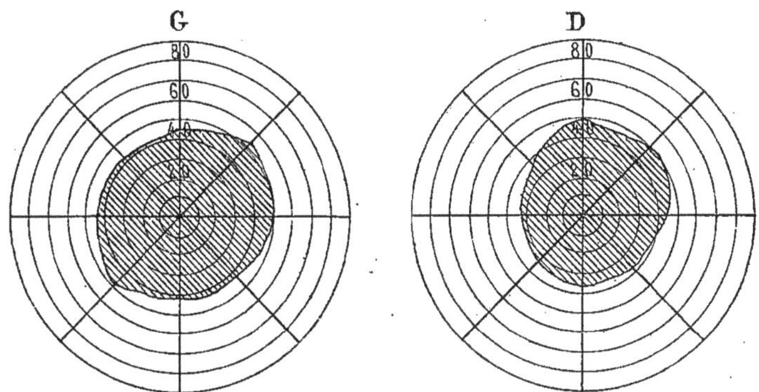

Fig. 12. — Champs visuels de Marie P...

La motilité est intacte; le sens musculaire est normal; les réflexes sont sains; l'intelligence est vive.

Les attaques convulsives que la malade a eues ont été peu nombreuses, mais bien accusées; pas de zônes spasmogènes ni d'aura.

Marie P... s'endort en trois minutes par la fixation d'un objet brillant. Les yeux sont fermés, la sensibilité est abolie, les membres sont flasques, caractères qui tous appartiennent au somnambulisme véritable. L'état somnambulique les yeux fermés peut se transformer en état analogue les yeux ouverts. L'hynotisation répétée ne parvint pas à provoquer un autre état hypnotique.

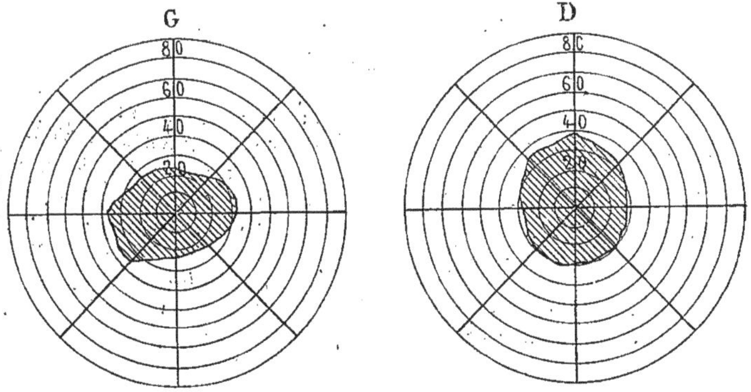

Fig. 13. — Champs visuels de Louise T...

Observation X. — Louise T..., âgée de vingt ans, exerçant la profession de modiste, était couchée, en février 1893, salle 9, lit 20, à l'hôpital de Molenbeck.

Ses parents sont bien portants. Une sœur est morte à huit ans du croup. Un frère vit encore; il est bien portant. Louise T... a eu la fièvre typhoïde à quinze ans; en ce moment, elle est en traitement pour de la chlorose : ses muqueuses sont anémiées; au cœur, on entend un souffle anémique très prononcé.

La sensibilité est normale pour tous les modes d'exploration. Le goût, l'odorat, l'ouïe et la vue sont plus délicats à gauche. Les champs visuels sont rétrécis.

La motilité est intacte; le sens musculaire et les réflexes sont normaux; l'intelligence est bien développée.

A peine fait-on fixer un objet brillant à la malade que ses paupières se ferment. La sensibilité a disparu; l'audition persiste, et la jeune fille obéit aux ordres qu'on lui donne. En soulevant les paupières, on transforme ce somnambulisme les yeux fermés en somnambulisme les yeux ouverts. En répétant l'hypnotisation, nous n'avons pu amener aucun autre état.

Observation XI. — Adrienne C. ., âgée de vingt ans, est entrée en mars 1893, à l'hôpital Saint-Pierre, dans le service de M. le professeur Rommelaere. Elle occupe le lit 8 de la salle 37.

Sa mère est morte de cause inconnue. Son père est bien portant; il est buveur. Deux frère et sœur sont morts en bas âge. Deux sœurs et un frère sont bien portants.

Adrienne est malade depuis six ans. Un jour, elle a ressenti un tremblement dans la jambe, et pendant la nuit s'est déclarée la première attaque de nerfs. Depuis lors, elle a toujours eu des accès en grand nombre.

La sensibilité est normale. Le goût, l'odorat, l'ouïe et la vue sont sensiblement égaux des deux côtés du corps. Les champs visuels sont rétrécis.

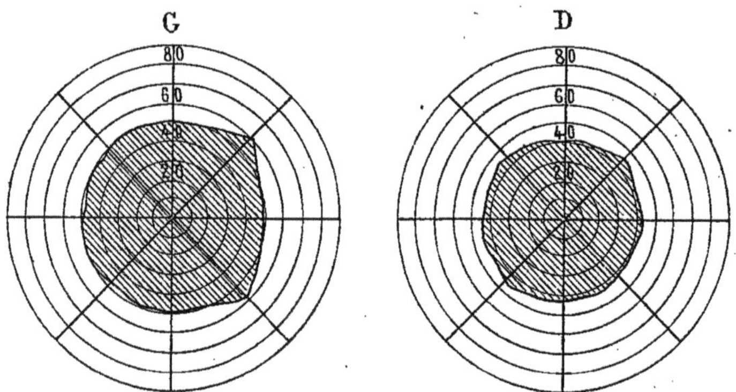

Fig. 14. — Champs visuels d'Adrienne C...
(Pris par MM. Vues et Vandamme.)

La motilité est un peu altérée; la malade ressent une certaine difficulté à marcher. Le sens musculaire est normal.

La malade s'endort rapidement au moyen de quelques passes; elle obéit à la suggestion, mais sa sensibilité est conservée, et quand on la défie d'ouvrir les yeux, elle se réveille. Au bout de quelques séances, cet état somnambuloïde est remplacé par le somnambulisme vrai, et cela en continuant les passes alors que la malade était déjà en état somnambuloïde. La sensibilité disparut et le somnambulisme typique se montra. Nous n'avons pu arriver à produire un sommeil plus profond.

Nous pourrions multiplier à l'infini le nombre des observations dans lesquelles le sommeil hypnotique ne se manifeste que par un somnambulisme plus ou moins caractérisé.

Si l'on examine les onze observations que nous venons de rapporter, on voit combien les états hypnotiques dérivant du somnambulisme sont variables. Dans l'observation I, Jeanne U... ne présente qu'un engourdissement rappelant ce que Pitres appelle la fascination et le charme; Jean S., de l'observation II, et Mme M .., de l'observation III, se trouvent dans un état un peu plus profond, leurs yeux sont fermés, mais ils peuvent les ouvrir spontanément et se réveiller; Anna M .., de l'observation IV, et Célestine B..., de l'observation V, sont dans le même état que les malades précédents, mais elles ne peuvent ouvrir les yeux si on les en défie; Eudoxie M ... de l'observation VI, et Julie M..., de l'observation VII, présentent encore un état somnambuloïde avec conservation de la sensibilité et impossibilité d'ouvrir spontanément les yeux; mais, si on soulève leurs paupières, leur état somnambuloïde les yeux fermés se transforme en état somnambuloïde les yeux ouverts. Enfin Mme B..., de l'observation VIII, Marie P..., de l'observation IX, Louise T..., de l'observation X, et Adrienne C .., de l'observation XI, manifestent le somnambulisme véritable, tel que Charcot l'a décrit. D'autres malades que nous avons hypnotisées, nous ont présenté les mêmes phénomènes; d'après cela, nous pouvons admettre, parmi les états se rapportant au somnambulisme, deux variétés fondamentales : *les états somnambuloïdes* et *les états somnambuliques* proprement dits.

Les états somnambuloïdes sont ceux que nous ont présentés les malades des sept premières observations, ils sont caractérisés par la conservation de la conscience et de la sensibilité; les états somnambuliques nous ont été offerts par les quatre derniers sujets; ils s'accompagnent de perte de la conscience, d'automatisme et de perte de la sensibilité.

Parmi les états somnambuloïdes, nous devons admettre quatre variétés essentielles :

1° Engourdissement sans perte de conscience ni de sensibilité, état cessant aussitôt que les moyens hypnogènes sont suspendus, les yeux sont ouverts (observation I).

2° Engourdissement plus profond, sans perte de conscience ni de sensibilité, ne cessant pas lorsqu'on suspend les moyens hypnogènes; les yeux sont fermés; si on défie le sujet d'ouvrir les yeux, il se réveille (observations II et III).

3° Sommeil véritable, sans perte de conscience ni de sensibilité, ne cessant pas lorsqu'on suspend les moyens hypnogènes; les yeux sont fermés; si on défie le sujet d'ouvrir les yeux, il fait de vains efforts (observations IV et V).

4° Sommeil véritable, sans perte de conscience ni de sensibilité, ne cessant pas lorsqu'on suspend les moyens hypnogènes, les yeux sont fermés ; si on défie le sujet d'ouvrir les yeux, il fait de vains efforts. Si on soulève les paupières, cet état somnambuloïde les yeux fermés, se transforme en état analogue les yeux ouverts (observations VI et VII).

Dans tous ces états somnambuloïdes la conscience et la sensibilité persistent, le malade est suggestionnable, mais il n'exécute pas les ordres contraires à son sens moral.

Les états somnambuliques véritables se caractérisent par la perte de la conscience et de la sensibilité : le sujet en état somnambuloïde n'exécutait pas l'ordre qui lui répugnait, en état somnambulique il agit automatiquement, sans contrôle.

Comme on le voit dans les observations VIII, IX, X, et XI, il y a deux variétés d'états somnambuliques :

1° État somnambulique les yeux fermés.

2° État somnambulique les yeux ouverts.

Toutes les formes se rapportant au somnambulisme peuvent trouver place dans ces états types. Voici, en regard l'un de l'autre le tableau donné par Pitres pour classer ces états, et le nôtre :

TABLEAU DE PITRES

État somnambulique	État de fascination. État de charme. État paraphronique. État onéirique. État de veille somnambulique.
États frustes.	

TABLEAU DE L'AUTEUR

1° États somnambuloïdes, sans perte de conscience ni de sensibilité, le sujet n'exécute pas les ordres contraires à sa volonté.	*a.* Engourdissement, sans perte de conscience ni de sensibilité, *état cessant aussitôt que les moyens hypnogènes sont suspendus; les yeux sont ouverts.* *b.* Engourdissement plus profond, sans perte de conscience ni de sensibilité, *ne cessant pas lorsqu'on suspend les moyens hypnogènes; les yeux sont fermés; si on défie le sujet d'ouvrir les yeux, il se réveille.* *c.* Sommeil véritable, sans perte de conscience ni de sensibilité, ne cessant pas si on suspend les moyens hypnogènes, les yeux sont fermés; *si on défie le sujet d'ouvrir les yeux, il fait de vains efforts.* *d.* Sommeil véritable, sans perte de conscience ni de sensibilité, ne cessant pas lorsqu'on suspend les moyens hypnogènes, les yeux sont fermés ; si on défie le sujet d'ouvrir les yeux, il fait de vains efforts. *Si on soulève les paupières, cet état somnambuloïde les yeux fermés se transforme en état analogue les yeux ouverts.*

2° États somnambuliques avec perte de la conscience et de la sensibilité, automatisme absolu.	a. Les yeux fermés. b. Les yeux ouverts.

*
* *

En entreprenant l'étude des phénomènes hypnotiques, nous croyions peu aux phases de léthargie et de catalepsie décrites par l'école de Paris et les trente premiers sujets que nous avons hypnotisés ne nous ont présenté que des phénomènes somnambuliques ; cette série, donnant raison à la théorie de Bernheim, ne continua pas, et bientôt nous avons pu nous convaincre que les trois phases décrites par Charcot existent réellement *spontanément* chez certains sujets. Voici trois faits à l'appui de cette manière de voir :

Observation XII. — Joséphine D... âgée de dix-huit ans, exerçant la profession de tailleuse, est entrée à l'hôpital de Molenbeck le 6 mars 1893; elle occupait le lit 14 de la salle 9.

Ses grands-parents sont morts âgés, son père a succombé à l'âge de quarante-trois ans à la tuberculose pulmonaire, sa mère est bien portante ; quatre de ses frères et sœurs sont morts en bas âge, elle a encore deux sœurs dont l'une est hystérique, l'autre migraineuse.

Joséphine n'a jamais eu d'autre maladie que celle pour laquelle elle est entrée à l'hôpital : son mal a débuté il y a quinze mois, brusquement, sans cause appréciable ; elle fut prise d'un fort mal de tête, puis elle ressentit une boule partir de l'estomac et lui monter à la gorge, à ce moment l'attaque commença. Ces accès duraient souvent longtemps, et, à leur suite, la malade restait sans connaissance pendant quelque temps ; les crises étaient fréquentes, elles atteignaient souvent le chiffre de dix en une journée.

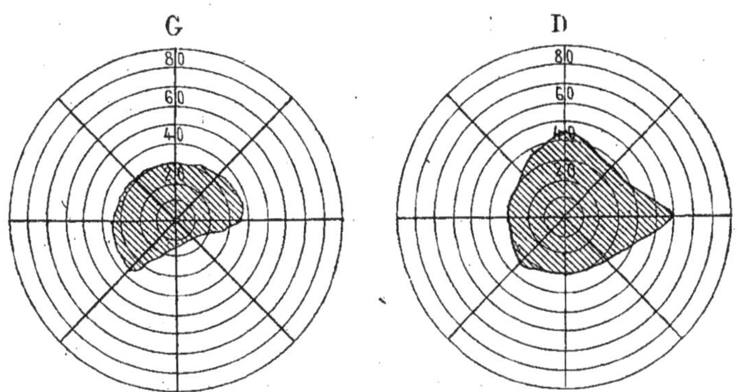

Fig. 15. — Champs visuels de Joséphine D... (Pris par M. Mahillon, spécialiste à l'hôpital de Molenbeck.)

En mai 1892, Joséphine a été à l'hôpital Saint-Pierre, dans le service de M. le professeur Rommelaere ; elle est partie au bout d'un mois fort améliorée, elle est allée alors passer un mois à Marcoberke et elle n'y a eu qu'un accès, mais à son retour, la maladie a de nouveau augmenté, et, à son entrée à l'hôpital de Molenbeck, elle avait journellement plusieurs crises.

Son état général était bon, elle se plaignait de douleurs à l'épigastre, l'appétit était irrégulier, les autres fonctions se faisaient normalement.

Joséphine est somnambule, elle rêve tout haut et se lève en dormant ; la sensibilité à la douleur est inégale des deux côtés du corps, le droit étant plus sensible que le gauche ; le contact, le chatouillement, le pincement, la piqûre,

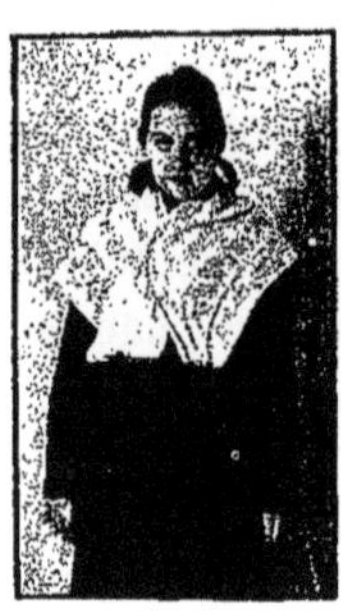

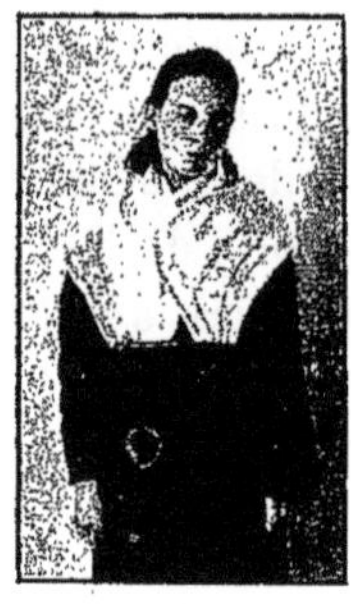

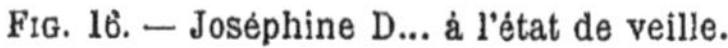

Fig. 16. — Joséphine D... à l'état de veille.

Fig. 17. — Joséphine D... en somnambulisme les yeux ouverts.

la température, tout est perçu également. L'œil droit est plus clairvoyant que le gauche, ce qui correspond à l'état des champs visuels

L'ouïe, l'odorat, le goût, sont nettement moins développés à gauche. L'appareil musculaire est intact, le sens musculaire est bien conservé, les réflexes sont normaux ; l'intelligence est vive, la mémoire bonne.

Les attaques convulsives sont *spontanées* ou *provoquées* : les attaques spontanées sont toujours précédées d'un aura qui se manifeste sous la forme d'une douleur à l'estomac. Les accès présentent une période épileptoïde pendant laquelle

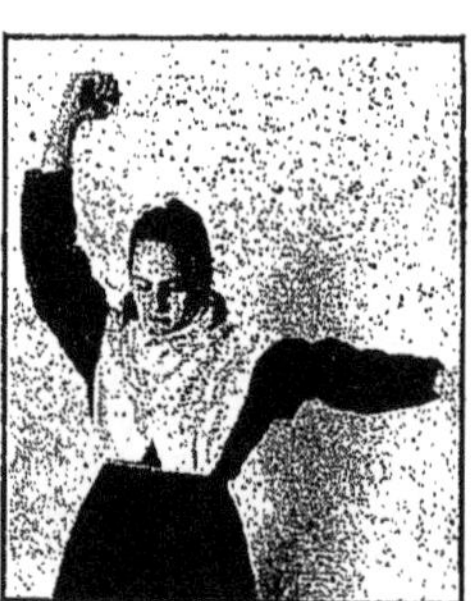

Fig. 18. — Joséphine D... en état cataleptoïde les yeux fermés.

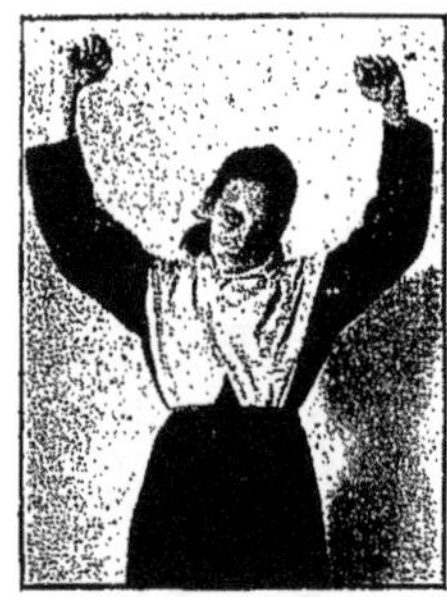

Fig. 19. — Joséphine D... en état cataleptoïde les yeux ouverts.

la malade se raidit, les yeux fixant un objet invisible, puis vient la période clonique accompagnée de cris ; après l'accès, elle tombe dans un état de sommeil comateux pendant plus ou moins longtemps ; en se réveillant, elle n'a aucun souvenir de ce qui s'est passé.

Les attaques provoquées sont pareilles aux précédentes, elles sont aussi fortes que les autres ; elles se manifestent soit *par la compression de la zône spasmogène* (ovaire gauche), soit *par suggestion ;* il suffit, en effet, de dire à la malade endormie : « Faites comme quand vous avez une attaque », pour qu'aussitôt se déclare un accès très prononcé. Nous n'avons pu découvrir de zône spasmo-frénatrice, de sorte que l'accès, une fois commencé, continue sans que rien puisse l'arrêter.

Par la fixation d'un objet brillant, suivie de quelques passes, la malade s'endort bientôt, ses yeux se ferment et elle présente, dès la première séance, le somnambulisme véritable avec abolition de la sensibilité cutanée, suggestibilité, etc.; en relevant les paupières, on provoque un état somnambulique les yeux ouverts, la sensibilité restant absente.

A la troisième séance nous avons obtenu, en prolongeant le sommeil, un état cataleptoïde spécial, non pas la catalepsie véritable, car la malade restait en communication avec le monde extérieur, elle entendait; sa sensibilité était absente, mais ses membres conservaient les attitudes qu'on leur donnait. Cet état cataleptoïde les yeux fermés pouvait être transformé en un état analogue les yeux ouverts, en relevant les paupières. Dans les deux cas le sens musculaire était conservé, car si l'on joignait les mains de la malade, sa physionomie prenait immédiatement l'expression de la prière.

Nous n'avons jamais pu obtenir d'autre état que celui que nous venons de décrire.

Observation XIII. — Collette H..., âgée de vingt-trois ans, est entrée en octobre 1892 à l'hôpital Saint-Pierre, dans le service de M. le professeur Rommelaere; elle occupe le lit 6 de la salle 36.

La sensibilité est normale et les organes des sens paraissent normaux, les champs visuels sont rétrécis.

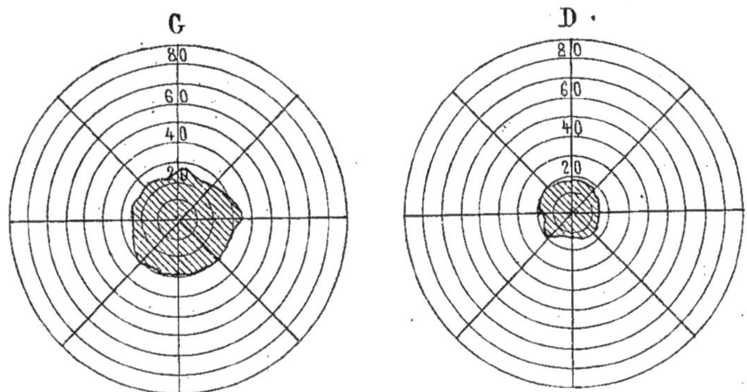

Fig. 20. — Champs visuels de Collette H... (Pris par M. Coppey fils.)

Collette H... est atteinte d'attaque hystériques suivies d'un sommeil comateux avec contracture durant fort longtemps; en dehors des attaques, elle est atteinte de mouvements cholériformes avec tremblement, surtout localisé au côté droit du corps.

Par la fixation du regard, la malade s'endort bientôt et passe à l'état de somnambulisme avec perte de sensibilité et suggestibilité : elle répond aux questions et l'on peut, en lui ouvrant les yeux, provoquer un état somnambulique les yeux ouverts.

A la seconde séance, nous avons continué les passes lorsque la malade était en somnambulisme et un état cataleptique s'est déclaré : les yeux étaient fermés, les attitudes les plus bizarres persistaient et la malade n'obéissait plus à aucun ordre, elle n'était plus en communication avec le monde extérieur; en maintenant les yeux ouverts quelque temps, cet état cataleptique les yeux fermés se changeait en un état cataleptique les yeux ouverts, correspondant au véritable état cataleptique de Charcot.

Nous avons pu depuis reproduire ces phénomènes, mais jamais la léthargie ne s'est montrée.

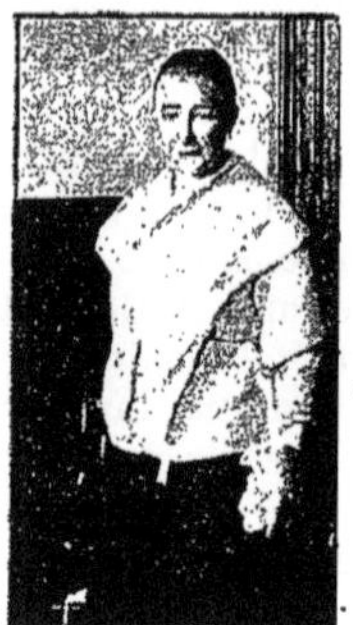

Fig. 21. — Collette H... à l'état de veille.

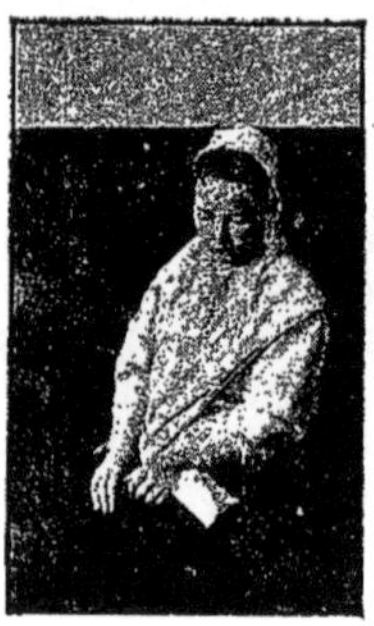

Fig. 22. — Collette H... en somnambulisme.

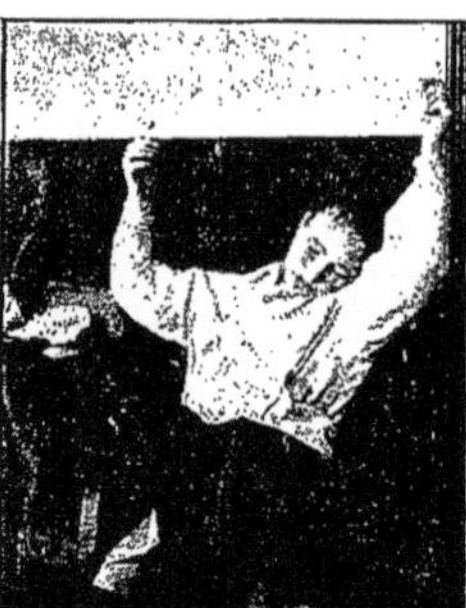

Fig. 23. — Collette H... en état cataleptique les yeux fermés.

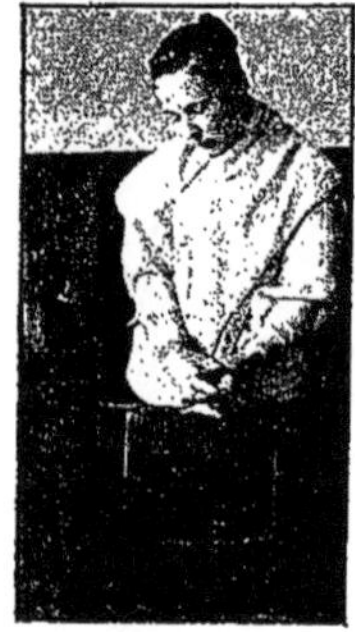

Fig. 24. — Expression de Collette H... lorsqu'on lui joint les mains.

Observation XIV. — Alice V..., âgée de seize ans, est entrée en avril 1893, à l'hôpital de Molenbeck, salle 9, cabinet 1.

Ses parents sont bien portants, quatre frères et sœurs sont morts en bas âge, deux sœurs et un frère sont bien portants. Alice n'a jamais été malade antérieurement : il y a huit mois, à la suite d'un rêve dans lequel elle avait vu son père tuer sa mère, elle a eu une attaque de nerfs ; les accès ont été nombreux et la malade a été transportée à l'hôpital Saint-Pierre, où elle est restée pendant sept semaines, dans le service de M. Spehl. Elle est sortie de l'hôpital considérablement améliorée, mais huit jours après, à la suite d'une colère, les accès sont revenus ; on l'a conduite à l'hôpital de Molenbeck, d'où elle est bientôt sortie. La récidive s'est encore produite deux fois, et, en ce moment, elle entre à l'hôpital de Molenbeck pour la troisième fois.

La sensibilité est complètement absente à droite et tous les organes des sens sont plus développés à gauche ; ses champs visuels sont rétrécis.

La motilité est également fort entreprise : tout le côté droit est paralysé, sauf la face ; de plus, la jambe gauche se meut difficilement ; la malade ne peut quitter son lit, c'est pourquoi nous avons été obligés de la photographier couchée. Le sens musculaire est normal à gauche ; à droite, il est évidemment absent ; l'intelligence est intacte.

La malade possède un point spasmogène situé à l'ovaire gauche. Lorsqu'on veut faire fixer un objet brillant à Alice, un accès survient immédiatement, mais en faisant des passes lentes on parvient, au bout de quelques minutes, à produire le sommeil hypnotique.

L'état qui se présente alors ne ressemble plus à ceux que nous avons rencontrés précédemment : tandis que, jusqu'ici, le somnambulisme se produisait toujours avant tout autre état, chez Alice, l'état léthargique se montre d'emblée. Immédiatement il y a insensibilité complète avec perte absolue de l'audition et non suggestibilité ; il y a une hyperexcitabilité neuro-musculaire telle que la moindre pression provoque une contracture très manifeste, enfin les muscles sont dans un état de relâchement complet et les yeux sont dirigés fortement en haut. Si l'on maintient les yeux de la malade quelques instants ouverts, on produit un état léthargique les yeux ouverts, absolument analogue à l'état léthargique les yeux fermés : alors le regard se fixe sur un objet virtuel et l'expression de la face prend l'aspect de l'extase.

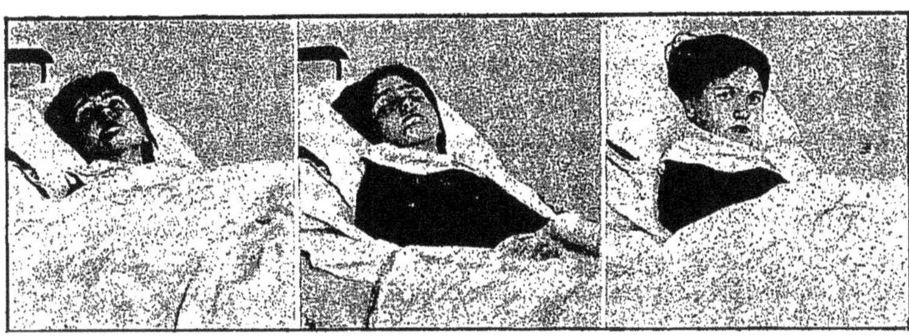

Fig. 25. — Alice V... en état léthargique les yeux ouverts.

Fig. 26. — Alice V... en état léthargique les yeux fermés.

Fig. 27. — Alice V... à l'état de veille.

Pour réveiller la malade, le commandement ne suffit pas, il faut souffler énergiquement à différentes reprises sur les yeux. Ces états léthargiques se sont manifestés dès la première séance, ils se sont reproduits chaque fois que la malade a été endormie.

En résumé donc, dans l'observation XII, nous avons obtenu d'abord l'état somnambulique véritable, les yeux fermés et les yeux ouverts : en rendant l'hypnose plus profonde, nous avons vu se produire les deux états cataleptoïdes décrits par Pitres, avec conservation des attitudes, insensibilité et audition des ordres et des suggestions.

Collette H..., de l'observation XIII, présente également les deux états somnambuliques véritables que nous avons décrits précédemment ; en poursuivant l'hypnose, cette malade tombe dans l'état cataleptique les yeux fermés, caractérisé par la conservation des attitudes, l'insensibilité, l'absence d'audition et de suggestibilité ; en soulevant les paupières, cet état se tranformait en catalepsie les yeux ouverts : le regard est fixe, aucune communication n'existe plus entre la malade et le monde extérieur.

Alice V..., de l'observation XIV, brûle les phases somnambulique et cataleptique, elle tombe d'emblée en léthargie avec inertie musculaire, absence de communication avec le monde extérieur et hyperexcitabilité neuro-musculaire; si l'on maintient les yeux ouverts, cette léthargie les yeux fermés se transforme en léthargie les yeux ouverts. Ces faits nous ont convaincu de la réalité des phases décrites par Charcot. Dans les trois cas, nous n'avons rien suggéré, la catalepsie et la léthargie se sont montrées spontanément.

Il faut néanmoins remarquer que ces trois cas se rapportent à des sujets hystériques très caractérisées, dont les crises nombreuses sont suivies d'un état de sommeil comateux rappelant un peu les états cataleptiques et léthargiques; nous n'avons pu obtenir ces phases chez des sujets ordinaires, ce qui semblerait prouver que ces états cataleptiques et léthargiques ne sont que des sommeils pathologiques. Il y aurait dès lors deux espèces de sommeils hypnotiques, les uns superficiels ou somnambuliques, se développant chez les sujets sains ou légèrement hystériques, les autres profonds, se montrant seulement chez les individus sujets à des crises hystériques suivies de sommeil comateux plus ou moins profond.

D'après ces observations, on voit qu'outre les états bien définis de catalepsie et de léthargie décrits par Charcot, il faut admettre des états incomplets sur lesquels Pitres a attiré l'attention. Nous avons observé quatre états différents se rattachant à la catalepsie :

1° États cataleptoïdes avec conservation des attitudes mais communication avec le monde extérieur.	*a*. Les yeux fermés. *b*. Les yeux ouverts.
2° États cataleptiques avec conservation des attitudes mais sans aucune communication avec le monde extérieur.	*a*. Les yeux fermés. *b*. Les yeux ouverts.

Pour la léthargie, nous avons observé deux états, mais en prenant en considération les cas observés par Pitres, nous pouvons, comme précédemment, admettre quatre variétés :

1° États léthargoïdes. Immobilité, le malade entend mais ne réagit pas, pas d'hyperexcitabilité neuro-musculaire.	*a*. Les yeux fermés. *b*. Les yeux ouverts.
2° États léthargiques Immobilité, le malade n'entend pas, hyperexcitabilité neuro-musculaire.	*a*. Les yeux fermés. *b*. Les yeux ouverts.

Pour terminer ce qui concerne la classification des états hypnotiques, nous devons mettre en regard l'un de l'autre le tableau donné par Pitres et le nôtre.

VARIÉTÉ DES ÉTATS HYSTÉRO-HYPNOTIQUES D'APRÈS PITRES

1° État léthargique......	*a.* État léthargoïde les yeux ouverts.
	b. État léthargoïde les yeux fermés.
	c. Léthargie lucide.
2° État cataleptique.....	*a.* État cataleptoïde les yeux ouverts.
	b. État cataleptoïde les yeux fermés.
	c. État cataleptoïde avec hyperexcitabilité neuro-musculaire.
	d. État d'extase.
3° État somnambulique..	*a.* État de fascination.
	b. État de charme.
	c. État paraphronique.
	d. État onéirique.
	e. État de veille somnambulique.

TABLEAU DES ÉTATS HYPNOTIQUES D'APRÈS L'AUTEUR

États se rattachant au somnambulisme.	1° États somnambuloïdes...	*a.* 1er degré.
		b. 2e degré.
		c. 3e degré.
		d. 4e degré.
	2° États somnambuliques...	*a.* Les yeux fermés.
		b. Les yeux ouverts.
États se rattachant à la catalepsie.	1° États cataleptoïdes.......	*a.* Les yeux fermés.
		b. Les yeux ouverts.
	2° États cataleptiques.......	*a.* Les yeux fermés.
		b. Les yeux ouverts.
Etats se rattachant à la léthargie.	1° États léthargoïdes.......	*a.* Les yeux fermés.
		b. Les yeux ouverts.
	2° États léthargiques.......	*a.* Les yeux fermés.
		b. Les yeux ouverts.

*
* *

Sans faire de distinction de sujet, nous admettons donc que le sommeil hypnotique peut se présenter sous trois aspects fondamentaux : le somnambulisme, la catalepsie et la léthargie, Devons-nous, avec Charcot, considérer le somnambulisme comme le dernier stade du sommeil, ou devons-nous, avec Luys, l'envisager comme le premier?

Dans nos onze premières observations, nous avons eu des sujets de plusieurs catégories : les uns étaient très peu sensibles à l'action des moyens hypnogènes, d'autres, au contraire, étaient rapidement influencés par ces pratiques. Les premiers ne présentèrent que des états incomplets du somnambulisme, les autres montrèrent le véritable sommeil somnambulique; aucun de ces sujets n'a présenté ni la catalepsie, ni la léthargie. Il semble donc que depuis l'état de veille jusqu'au véritable somnambulisme, il y ait une série de transitions parmi lesquelles les états cataleptiques et léthargiques ne trouvent pas place. Au contraire, dans les deux cas où nous avons observé la catalepsie, nous avons vu passer successivement les états somnambuliques puis cataleptiques : les malades des observations XII et XIII étant en somnambulisme, pour obtenir la catalepsie, nous n'avons eu qu'à continuer les passes.

Quant à la léthargie, la malade qui nous l'a présentée ne permettait pas d'apercevoir les états somnambuliques et cataleptiques intermédiaires, ce qui ne prouve pas que la léthargie soit la première phase du sommeil ; nous croyons avec Luys que, dans ce cas, les deux phases précédentes sont *brûlées*, elles se succèdent avec une telle rapidité que l'on ne peut les apercevoir.

On ne peut ériger une règle d'après une exception, il faut considérer la généralité des faits ; et bien, voici ce que l'on observe communément : les personnes peu sensibles à l'hypnotisme présentent des états somnambuliques plus ou moins atténués, celles qui sont très vivement impressionnées par les moyens hypnogènes sont seules susceptibles de présenter les phases cataleptiques et léthargiques ; ces derniers sujets passent, en général, d'abord par les états somnambuliques, puis par les états cataleptiques, enfin par les états léthargiques.

C'est pourquoi nous nous rangeons à l'opinion de Luys, nous croyons que le somnambulisme est le premier état, la catalepsie le second et la léthargie le troisième.

II. — Des zones hypnogènes.

Charcot et Richer ont observé que la pression du vertex était susceptible de transformer l'état léthargique en état somnambulique ; Dumontpallier a vu que cette pression était capable de provoquer d'emblée le sommeil hypnotique, mais c'est surtout Pitres qui, il y a peu de temps, s'est occupé de cette question : « Je désigne, dit Pitres, sous le nom générique de zones hypnogènes, des régions circonscrites du corps, dont la pression a pour effet, soit de provoquer instantanément le sommeil hypnotique, soit de modifier les phases du sommeil artificiel, soit de ramener brusquement à l'état de veille, les sujets préalablement hypnotisés ».

Les zones hypnogènes peuvent se rencontrer, d'après l'auteur, à toutes les régions du corps et en nombre plus ou moins grand ; la peau qui les recouvre est absolument normale, elles sont souvent symétriques et ne sont nullement en rapport avec les anesthésies cutanées. Leur étendue est ordinairement restreinte, quelquefois, cependant, elle atteint plusieurs décimètres carrés ; leur action se manifeste quelquefois par simple frôlement, mais, la plupart du temps, il faut une compression assez forte pour provoquer les effets voulus.

D'après la nature des effets qu'elles provoquent, Pitres a divisé ces zones en hypnogènes proprement dites et en hypno-frénatrices : les unes provoquant le sommeil, les autres le faisant cesser brusquement. Dans le groupe des zones hypnogènes proprement dites, il distingue :

1° Les zones hypnogènes simples qui, comprimées à l'état de veille, déterminent invariablement une phase constante.

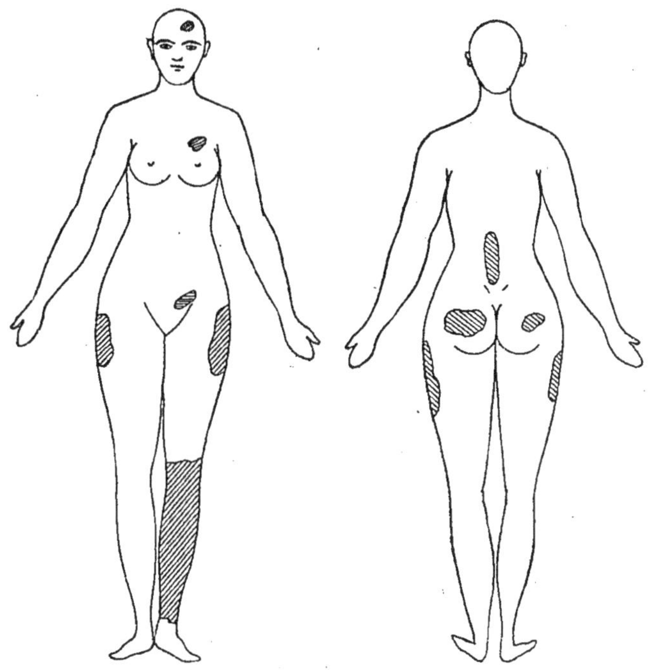

Fig. 28. — Zones hypnogènes de Anna M...

2° Les zones hypnogènes à effets successifs dont la compression donne successivement lieu à des phases de plus en plus profondes.

3° Les zones hypnogènes à effets incomplets, dont la compression ne produit rien à l'état de veille, mais peut modifier les phases du sommeil hypnotique.

Les zones hypno-frénatrices sont également divisées en trois variétés semblables.

Dans toutes les expériences hypnotiques, l'hypnotiseur peut se suggestionner lui-même ; ces recherches sur les zones hypnogènes sont excessivement intéressantes, mais nous ne pouvons admettre les conclusions de Pitres qu'après avoir fait des recherches personnelles.

Dans les quatorze observations que nous avons rapportées au chapitre I, nous avons recherché chaque fois les zones hypnogènes et voici ce que nous avons observé : dans le premier cas, chez Jeanne U..., Jean S... et Mme M..., il n'y avait aucune zone qui, comprimée, amenait le sommeil; mais dans la quatrième observation, chez Anna M..., nous avons pu déterminer de nombreux points hypnogènes dont voici l'énumération : bosse frontale gauche, région sus-mamillaire gauche, ovaire gauche,

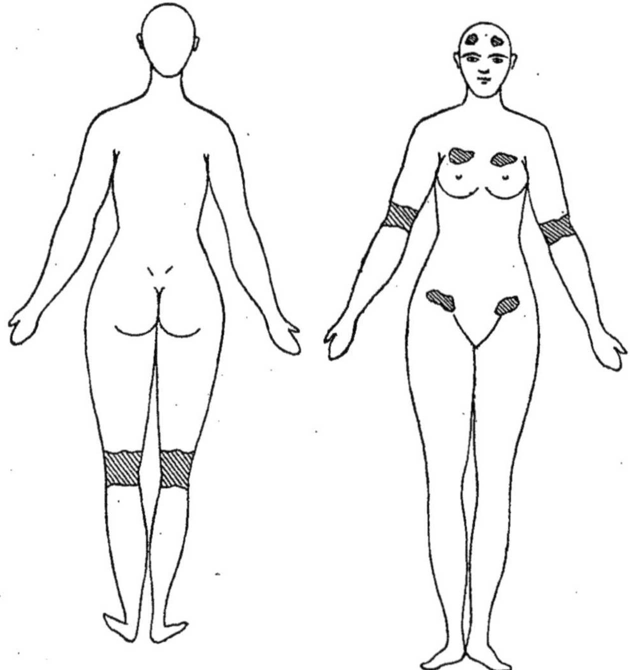

Fig. 29. — Zones hypnogènes de Marie P...

face externe de la cuisse gauche, jambe gauche tout entière, colonne vertébrale, région lombaire, fesse gauche; à droite seulement fesse et face externe de la cuisse. Voici la représentation schématique de ces points hypnogènes.

Eudoxie M... présentait trois points semblables : deux aux bosses frontales et un au vertex; Julie M... avait une zone hypnogène très étendue mais unique, allant des arcades sourcilières à la bosse occipitale et comprenant les régions frontale, pariétale et occipitale.

Mme B... n'avait aucun point semblable; Marie P... en avait au contraire beaucoup, en voici l'énumération : bosses frontales, parties supérieures des seins, ovaires, régions poplitées, plis du coude.

Louise T... en présentait plus encore : bosses frontales, région cervicale de la colonne vertébrale, mammelons, région épigastrique, fesses, régions inguinales, parties externes des cuisses.

Adrienne C... n'avait aucune zone hypnogène ; Joséphine D... en avait trois : deux aux bosses frontales et une au vertex ; Collette H... n'en avait pas ; enfin Alice V... en présente plusieurs d'une grande étendue, ce sont : le front et les pariétaux, le ventre tout entier, un

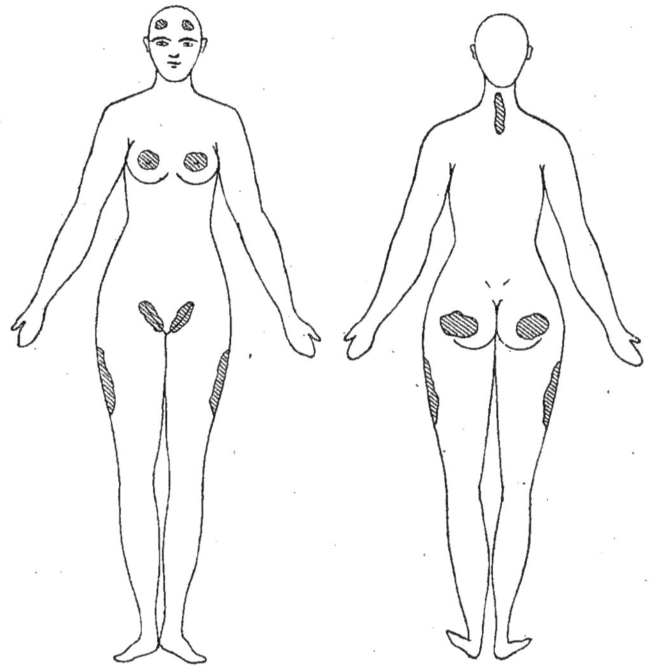

Fig. 30. — Zones hypnogènes de Louise T...

point sur la cuisse gauche, un au-dessus de la rotule gauche et un dans l'aisselle gauche.

Dans d'autres cas encore, nous avons obtenu des résultats analogues ; toujours nous avons vu des zones hypnogènes simples, jamais nous n'avons observé les zones à effets successifs ni les zones à effets incomplets ; nous ne pouvons affirmer la réalité de ces deux dernières espèces de zones parce que nous avons pris pour ligne de conduite, en hypnologie, de n'admettre que ce que nous voyons, cependant nous croyons à leur existence et nous espérons trouver bientôt un cas qui nous enlève nos derniers doutes.

Quant aux zones hypno-frénatrices, nous n'en avons vu qu'une fois, c'est chez Joséphine D... : en appuyant sur l'ovaire droit la malade se réveillait ; ici encore c'est une zone hypno-frénatrice simple, les deux autres variétés ne se sont pas montrées chez nos sujets.

Ce que nous pouvons certifier, et c'est là le point le plus important, c'est qu'on rencontre fréquemment chez les hystériques, des zones circonscrites dont la pression provoque le sommeil hypnotique.

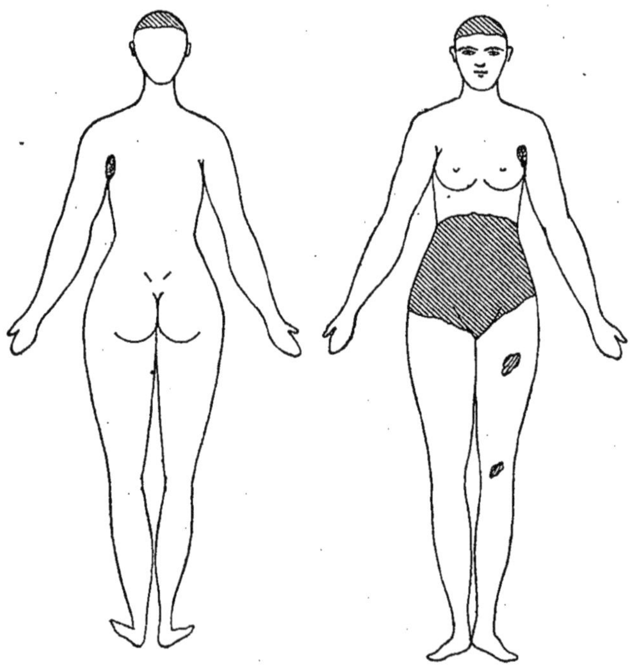

FIG. 31. — Zones hypnogènes d'Alice V...

Un problème intéressant est de se demander s'il est possible d'endormir le sujet sans qu'il le sache ou sans qu'il le veuille, en comprimant ces zones hypnogènes. Pitres s'est posé cette question et voici comment il y répond : « Pour répondre avec certitude à cette question, les expériences du laboratoire sont sans valeur. Le fait seul que les malades se trouvent en présence de médecins ou d'étudiants qui les ont déjà endormis ou qu'ils savent capables de les endormir, suffit pour jeter le doute sur les résultats obtenus. La solution du problème posé doit ressortir d'observations accidentelles, réalisées dans des circonstances imprévues, indépendemment de toute intervention des personnes qui pourraient avoir sur les malades une autorité ou une influence quelconque. Je ne connais qu'un fait qui réponde à ces desiderata, encore n'est-il pas absolument irréprochable ».

Pitres ne résoud pas la question, il doute; cependant si l'on expérimente sur Joséphine D..., on peut facilement se convaincre que la pression des zones hypnogènes peut endormir le sujet sans qu'il le sache ou sans qu'il le veuille.

Lorsque nous avons recherché pour la première fois les zones hypnogènes de Joséphine, elle ne savait pas ce qui devait se produire puisqu'elle n'avait jamais assisté à une expérience semblable : sans rien lui dire nous avons appuyé légèrement sur le vertex, ses yeux se fermèrent et elle tomba en somnambulisme. Nous l'avons alors réveillée et nous avons appuyé de la même manière au-dessus des seins, rien ne se produisit; nous avons ensuite pratiqué la pression aux bosses frontales et la malade s'endormit aussitôt. L'expérience étant répétée successivement pour les différentes parties du corps, le sommeil ne se produisit que pour les trois régions indiquées.

Ceci prouve bien que l'on peut endormir un sujet sans qu'il le sache, mais peut-on l'endormir sans qu'il le veuille? Oui, et en voici la preuve : Dans l'observation de Joséphine, nous avons dit que l'on pouvait produire des attaques par suggestion ; pour connaître ce fait, la malade étant endormie, nous lui avons suggéré d'avoir un accès. Le lendemain de cette expérience, la malade refusa de se laisser endormir, alors nous avons appuyé sur les régions hypnogènes frontales, et, en quelques secondes, le somnambulisme s'est déclaré.

Grâce à ces faits nous pouvons éviter les doutes de Pitres, et déclarer que la pression des zones hypnogènes est capable d'endormir le sujet sans qu'il le sache et sans qu'il le veuille.

III. — De la mémoire dans les états hypnotiques.

L'étude de la mémoire chez les sujets hypnotisés a donné lieu à de nombreux travaux : Braid, Carpenter, Azam, avaient déjà reconnu que les personnes hypnotisées oublient, après leur réveil, ce qu'elles ont fait ou appris durant leur sommeil et qu'elles s'en rappellent lorsqu'on les replace en état de sommeil hypnotique. Plus récemment, Richet, Bernheim, Delbœuf, Dechas, Beaunis, Luys, Pitres, etc., ont repris la question et sont arrivés aux conclusions suivantes :

1° Les personnes hypnotisées se rappellent, dans l'état de sommeil, tout ce qu'elles ont appris antérieurement lorsqu'elles étaient à l'état de veille.

2° Les personnes qui ont été hypnotisées, ne conservent, après leur réveil, aucun souvenir de ce qu'elles ont fait ou appris pendant qu'elles étaient en état de sommeil hypnotique.

3° Les personnes en état de somnambulisme spontané ou provoqué se souviennent de tout ce qu'elles ont appris, soit dans l'état de veille normale, soit dans les états hypnotiques antérieurs.

Ces propositions reposent sur un grand nombre de faits observés par différents auteurs ; afin de rester fidèle à la ligne de conduite que nous avons admis pour l'étude des phénomènes hypnotiques, nous devons expérimenter par nous-mêmes pour nous faire une opinion.

Il est évident que la mémoire ne peut être étudiée que dans les états hypnotiques dans lesquels le sujet entend, c'est-à-dire les état somnambuloïdes, somnambuliques et certains états cataleptoïdes et léthargoïdes. Dans les cas que nous avons eu l'occasion d'observer, lorsque le sujet hypnotisé entendait et répondait, il se rappelait toujours de ce qu'il avait appris antérieurement, à l'état de veille ; cela aussi bien pour les deux états dérivés du somnambulisme que pour les états cataleptoïdes. Joséphine, en état cataleptoïde se rappelle tout ce qu'elle connaît à l'état de veille.

Une seule condition paraît nécessaire pour pouvoir démontrer la persistance de la mémoire, c'est que le sujet soit en communication avec l'extérieur et qu'il puisse répondre aux questions ; ceci nous conduit à penser que la mémoire des choses connues à l'état de veille est conservée dans tous les états hypnotiques, mais que nous ne pouvons nous en convaincre que lorsque le sujet nous répond.

Examinons maintenant la deuxième proposition : les sujets ne conservent-ils au réveil aucun souvenir de ce qu'ils ont fait ou appris pendant qu'ils dormaient? Cette question résolue affirmativement par les auteurs doit être l'objet d'une distinction que l'on a trop négligée. Comme nous l'avons établi, le somnambulisme comprend une foule d'états intermédiaires le reliant à l'état de veille ; pour tous ces états, le sujet ne se rappelle-t-il pas au réveil de ce qui s'est passé pendant le sommeil? Pour résoudre cette question, voyons les phénomènes qu'ont présentés les personnes dont les observations précèdent.

Jeanne U..., qui a présenté le premier degré des états somnambuloïdes, se rappelait parfaitement au réveil de tout ce qui s'était dit et fait pendant l'hypnotisation ; il en a été de même pour Jean S... et Mme M..., qui ont manifesté le second degré ; Anna M... et Célestine B..., qui ont atteint le troisième degré, se trouvent dans le même cas ; enfin, Eudoxie M... et Julie M..., qui ont présenté le quatrième degré, se rappellent également au réveil des faits écoulés pendant leur sommeil. Au contraire, tous les autres sujets, qui ont manifesté des états somnambuliques véritables, avec perte de conscience et de sensibilité, ont présenté au réveil une amnésie complète de tout ce qui avait eu lieu pendant leur sommeil. Notre division en états somnambuloïdes et somnambuliques trouve ici encore sa raison d'être, et, indépendamment du caractère si important qui les différenciait déjà, à savoir la conservation ou l'absence de la conscience et de la sensibilité, nous trouvons, dans la réminiscence au réveil, des faits écoulés pendant le sommeil, un phénomène capital qui sépare complètement ces deux ordres d'états.

Nous concluons donc, pour la seconde proposition, que le souvenir au réveil, des faits écoulés pendant le sommeil, se produit dans certains états hypnotiques que nous appelons somnambuloïdes, dans toutes les phases plus profondes, l'amnésie au réveil est la règle.

Pour la troisième proposition, nos résultats n'ont pas été semblables à ceux des autres auteurs : ici encore nous devons faire la distinction entre les états somnambuloïdes et les états somnambuliques : pour les premiers, puisqu'il n'y a pas de perte de conscience et que les sujets se rappellent au réveil ce qui s'est passé pendant le sommeil, il est évident que si l'on recommence l'hypnotisation, le sujet se rappellera ce qui s'est passé pendant son sommeil précédent, comme il s'en rappellerait à l'état de veille. Dans les états somnambuliques véritables, ainsi que dans les états plus profonds, nos sujets n'ont généralement pas pu se rappeler des faits écoulés pendant leur sommeil datant de deux jours ; Mme B..., Marie P..., Adrienne C..., Joséphine D..., Collette H..., n'ont pas présenté, pendant le sommeil somnambulique, la réminiscence des faits écoulés pendant un sommeil antérieur. Louise T... a seule présenté ce phénomène d'une manière caractéristique. Pendant son sommeil nous lui prenons une bague ; à son réveil elle ne sait ce que son bijou est devenu, elle le cherche en vain ; deux jours après nous l'endormons de nouveau et nous lui demandons ce que sa bague est devenue, elle répond aussitôt : « Vous me l'avez prise avant-hier » ; à son réveil elle cherche encore l'objet et paraît fort étonnée quand nous le lui rendons.

D'après ces expériences, on voit qu'on ne peut être catégorique relativement à la troisième proposition émise à propos de la mémoire des sujets en état de sommeil hypnotique : d'après nos recherches, les sujets en états somnambuloïdes sont les seuls qui se soient constamment rappelé, pendant leur sommeil, des faits écoulés pendant une hypnotisation antérieure ; les personnes en états somnambuliques et cataleptoïdes ne nous ont généralement pas présenté ce phénomène : nous l'avons observé une seule fois.

IV. — De la pseudo-extériorisation de la sensibilité.

« Dès qu'on magnétise un sujet, dit le colonel Albert de Rochas (1), la sensibilité disparaît chez celui-ci à la surface de la peau. C'est là un fait établi depuis longtemps ; mais ce que l'on ignorait, c'est que cette sensibilité s'*extériorise :* il se forme, dès l'état de rapport, autour de son corps une *couche sensible* séparée de la peau par quelques centimètres. Si le magnétiseur ou une personne quelconque pince, pique ou caresse la peau du sujet, celui-ci ne sent rien ; si le magnétiseur fait les mêmes opérations sur la couche sensible, le sujet éprouve les sensations correspondantes.

« De plus, on constate qu'à mesure que l'hypnose s'approfondit, il se forme une série de couches analogues à peu près équidistantes, dont la sensibilité décroit proportionnellement à leur éloignement du corps ».

Les expériences du colonel de Rochas, auxquelles nous avons assisté fréquemment, à l'hôpital de la Charité, dans le service de M. Luys, sont fort intéressantes : lorsqu'il pique avec une aiguille l'atmosphère entourant le sujet, aussitôt celui-ci ressent une douleur, alors que l'on peut traverser la peau de part en part sans qu'il manifeste rien. Si l'on place un verre d'eau dans les mains du sujet et que l'on plonge une pointe dans le liquide, la douleur est aussitôt ressentie. Ce phénomène se produit même si l'on éloigne le verre de la personne en expérience : il faut donc que l'eau se soit chargée de la sensibilité extériorisée. Cette sensibilité peut persister assez longtemps dans les corps qui en sont chargés : « J'ai sensibilisé, dit M. de Rochas, une dissolution saturée d'hyposulfite de soude en la plaçant à la portée du bras de L... endormie et extériorisée. Le sujet étant réveillé, un aide a déterminé, à son insu, la cristallisation, et au même instant, le bras de L... s'est contracturé, lui faisant éprouver de violentes douleurs. C'était prévu ; mais ce qui l'était moins, c'est qu'une douzaine de jours après, quand j'enfonçai la pointe d'un poignard dans le ballon qui contenait l'hyposulfite cristallisé, un cri retentit dans la pièce voisine où L..., ignorant ce que je faisais, causait avec d'autres personnes : elle avait ressenti le coup, probablement au bras ; mais, ne m'occupant pas alors du phénomène de la localisation des sensations, je ne pensai pas à le lui demander ».

« J'essayai, dit encore M. de Rochas, si la cire ne jouirait pas comme l'eau de la propriété d'emmagasiner la sensibilité, et je reconnus qu'elle

(1) De Rochas : *Les états profonds de l'hypnose.* Paris, 1892, p. 57.

la possédait au plus haut degré, ainsi que d'autres substances, comme le cold-cream et le velours.

« Une petite statuette, confectionnée avec de la cire à modeler et sensibilisée par un séjour de quelques instants en face et à une petite distance d'un sujet extériorisé, transmettait à ce sujet la sensation des piqûres dont je la perçais, vers le haut du corps si je piquais la statuette à la tête, vers le bas si je la piquais aux pieds.

« Cependant, je parvins à localiser exactement la sensation, en implantant dans la tête de la figurine, une mèche de cheveux coupée à la nuque du sujet pendant son sommeil.

« M. X... ayant alors emporté la statuette ainsi préparée, derrière un bureau où nous ne pouvions la voir, ni le sujet ni moi, je réveillai le sujet qui, sans quitter sa place, se mit à causer jusqu'au moment où, se retournant brusquement et portant la main derrière sa tête, il demanda en riant qui lui tirait les cheveux, au moment précis où M. X... avait, à son insu, arraché les cheveux de la statuette ».

Si l'on remplace la statuette par une plaque photographique sur laquelle on reproduit ensuite l'image du sujet, chaque fois qu'on touche la photographie, l'individu le sent. Voici un fait de cette nature raconté par Sicard de Plauzolles (1). « Une troisième plaque, qui, avant d'être placée dans l'appareil photographique, avait été fortement chargée de la sensibilité du sujet endormi et extériorisé, a donné une photographie présentant un rapport complet de sensibilité avec lui. Chaque fois que M. de Rochas touchait l'image, le sujet endormi sentait le contact précisément au point du corps correspondant au point touché de la photographie. M. de Rochas prit une épingle et égratigna deux fois la plaque sur l'image de la main du sujet : celui-ci s'évanouit, quand il fut réveillé, la main présentait deux stigmates rouges.

Nous avons essayé de reproduire ces phénomènes chez nos sujets : pour exposer les résultats obtenus, nous devons envisager successivement deux formes différentes de pseudo-extériorisation de la sensibilité, la *pseudo-extériorisation spontanée* et la *pseudo-extériorisation artificielle.*

1° *Pseudo-extériorisation spontanée.* — Collette H..., de l'observation XIII, a présenté, ainsi que nous l'avons dit, trois états distincts : somnambulisme, état cataleptique les yeux fermés et état cataleptique les yeux ouverts. Dans l'état somnambulique, Collette présentait, *dès la première séance*, les phénomènes suivants : la sensibilité était complè-

(1) Sicard de Plauzolles : *Les expériences du D*[r] *Luys et de M. de Rochas sur l'extériorisation de la sensibilité.* (*Ann. de Psychiâtrie*, 1893, n° 2.)

tement absente ; si au lieu de piquer dans la peau, on piquait à plusieurs reprises dans l'athmosphère, à une distance de un à deux centimètres, la malade interrogée indiquait parfaitement l'endroit exact où l'on opérait, si l'on piquait à une distance plus grande, elle ne ressentait rien.

Ayant constaté ce premier point, nous avons voulu essayer de charger une statuette de cire ou un verre d'eau de cette sensibilité : une statuette de cire étant placée dans la main de Collette, nous piquons cette statuette à l'aide d'une épingle, la malade ne ressent rien, si nous pra tiquons la même expérience en plaçant la poupée sur la poitrine de la malade, elle ne ressent pas davantage la piqûre ; si nous piquons la figurine après l'avoir enlevée du contact de Collette, aucune sensation n'est non plus perçue.

Avec des plaques photographiques, nous n'avons rien obtenu ; celles-ci, étant appliquées au contact du sujet extériorisé et, reproduisant ensuite l'image de ce dernier, n'ont pas présenté les particularités qu'ont observé de Rochas et Luys.

Ces expériences, faites sans parti-pris, car nous avouons n'avoir pas cru jusqu'ici à ces phénomènes prouvant que, *chez certains sujets spéciaux*, il y a un semblant d'extériorisation de la sensibilité, existant *spontanément* pendant le sommeil hypnotique.

Nous ne pouvons être aussi affirmatif que de Rochas, qui semble dire que l'extériorisation de la sensibilité est la règle chez les sujets en état somnambulique. Quant à la possibilité de charger un corps de la sensibilité de la personne extériorisée, nous ne pourrons l'admettre que lorsque nous serons parvenu à le reproduire *chez un sujet non habitué aux manœuvres hypnotiques*. Le doute persiste en notre esprit à cet égard, mais nous espérons, si le fait existe réellement, pouvoir bientôt nous en assurer d'une manière indéniable.

2° *Pseudo-extériorisation artificielle*. — Nous avons appelé pseudo-extériorisation spontanée, celle qui se manifeste d'elle-même, sans suggestion aucune ; pour mettre les expérimentateurs à l'abri de toute cause d'erreur, nous allons montrer que l'on peut produire par suggestion une pseudo-extériorisation artificielle, absolument semblable à la précédente. Joséphine D..., de l'observation XII, présente trois états distincts : état somnambulique, état cataleptoïde les yeux fermés et état cataleptoïde les yeux ouverts ; dans ces trois états, la malade reste en communication avec le monde extérieur.

La première fois que nous avons hypnotisé Joséphine, elle ne présentait aucun phénomène d'extériorisation de la sensibilité; comme elle est très intelligente, nous lui disons : « Écoutez bien : votre sensibilité, au lieu d'être sur votre peau, sera maintenant au-dessus de votre peau, de telle sorte que quand je piquerai la peau, vous continuerez à ne rien sentir et quand, au contraire, je piquerai dans l'air qui se trouve au-dessus de la peau, vous sentirez. Est-ce bien compris? » La malade nous répond affirmativement et aussitôt elle présente une extériorisation de la sensibilité aussi développée que celle de Collette.

Si nous lui plaçons la figurine de cire en mains, elle ne sent pas quand nous piquons dans la cire, à la poitrine, les résultats sont les mêmes; avec un verre d'eau, les phénomènes sont semblables. Comme précédemment aussi, si nous enlevons l'objet de la zone sensible, le sujet ne ressent pas les piqûres.

Avec des plaques photographiques sensibilisées, les résultats ont été aussi négatifs.

Ces phénomènes se sont reproduits chaque fois que nous avons hypnotisé la malade, *sans nouvelle suggestion*. Cette pseudo-extériorisation artificielle de la sensibilité n'a pu être reproduite chez aucun autre sujet, il faut donc admettre une particularité individuelle, comme pour la pseudo-extériorisation spontanée.

Nous conclurons donc que *chez certains sujets spéciaux on peut produire, par suggestion, une pseudo-extériorisation artificielle de la sensibilité en tout semblable à la pseudo-extériorisation spontanée.*

Nous avons à dessein appelé pseudo-extériorisation ce que de Rochas appelle extériorisation, parce que nous croyons que ces phénomènes doivent être expliqués tout autrement qu'on ne l'a fait jusqu'à présent, Ce qui paraît surnaturel pourrait bien n'être qu'un phénomène physique très simple, tel que : vibration de l'air, température de l'objet approché du corps, etc. Ceci ne peut encore être expliqué scientifiquement, ce n'est pas une raison pour croire aussitôt au surnaturel.

Dr CROCQ FILS.

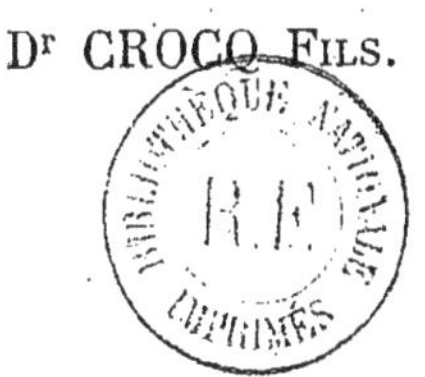

Paris. — Imp. MICHELS & FILS, passage du Caire, 8 et 10.

www.ingramcontent.com/pod-product-compliance
Ingram Content Group UK Ltd.
Pitfield, Milton Keynes, MK11 3LW, UK
UKHW020953220726
13924UKWH00002B/673

9 782019 236472